让您用较少的时间 **每日养生经** 获得较棒的身体
易学、易懂、易行

黄帝内经

排毒护体养生经

解读藏在经络里的养生智慧

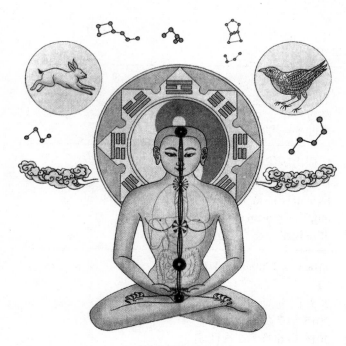

李祖长 ◎ 编著

黄帝内经排毒护体养生经

《黄帝内经》集中讲述未病先防、顺应自然、辟邪去害等核心理念，不管是倡导强身保健
还是颐神养身，《黄帝内经》始终秉承天人合一的思想

江苏凤凰科学技术出版社

图书在版编目（CIP）数据

黄帝内经排毒护体养生经 / 李祖长编著 . -- 南京：
江苏凤凰科学技术出版社 , 2015.6
ISBN 978-7-5537-4662-3

Ⅰ . ①黄⋯ Ⅱ . ①李⋯ Ⅲ . ①《内经》—养生（中医）
②毒物—排泄—基本知识 Ⅳ . ① R221

中国版本图书馆 CIP 数据核字 (2015) 第 116786 号

黄帝内经排毒护体养生经

编　　者	李祖长	
责任编辑	刘　强　孙连民	
责任校对	郝慧华	
责任监制	曹叶平　方　晨	

出版发行　凤凰出版传媒股份有限公司
　　　　　江苏科学技术出版社
出版社地址　南京市湖南路 1 号 A 楼，邮编：210009
出版社网址　http://www.pspress.cn
印　　刷　北京建泰印刷有限公司

开　　本	710mm×1000mm　1/16
印　　张	17
字　　数	275 千字
版　　次	2015 年 7 月第 1 版
印　　次	2016 年 6 月第 2 次印刷

标准书号　ISBN 978-7-5537-4662-3
定　　价　39.80 元

前 言

在一些大城市，伴随着雾霾这种"新鲜事物"的产生，我们发现不知道从什么时候开始，人们已经逐渐被各种毒素包围。除了少见的晴空和湛蓝的天空，人们的饮食卫生也受到严重考验——食物添加剂、饮用水污染、农药残留……

似乎就在瞬间，人们的世界变得如此陌生和可怕，而我们存活的每一天显得那么艰辛和珍贵。可以说，人不是简单地存活于世就行的，我们需要的生活是高品质的健康生活。俗话说，身体是革命的本钱，如果身体倒下了，任凭你再有雄心壮志也难圆梦了。

其实，对于现代人来说，活得健康不算一件容易的事，首先，我们需要面对那些恶劣的外部环境，防止它们产生并导致人体沉积大量毒素；同时，我们还要避免作茧自缚地做一些伤害身体的事情，比如经常熬夜，饮食无规律……早知道，这些不良生活习惯会给身体雪上加霜的作用。

由此可见，人们要想拥有健康体魄的话，需要从内外两个方面入手，从内在因素来看，就是增强自身体质，防止正气不足导致的外邪入侵；从外因来看，即了解各种有害物质的特性，做好预防工作，防止其进入人体，继而引发病态表现。

而这种养生保健方法可以称为是排毒养生法，即防止毒素入侵并将身体中已经存在的毒素进行有效清除，使身体保持一种纯净健康的状态。

　　虽然关于毒素的知识更多体现在现代医学中，但是我国古代中医学就有关于毒素的相关理论，即外邪。中医将各种可能危害人体的物质作用称为外邪，一般来说，有六种，即风寒暑湿热燥。因此，在接下来的整本书中，以中国医学巨著《黄帝内经》为理论指导，逐步解决毒素是什么，毒素从何而来，毒素有什么危害，如何排毒保持平和健康体质的几个问题。可以说，这几个问题，最本质也最实用。

　　其实，几乎每个人都能详细或概况地了解毒素的危害。不过，鉴于毒素是造成人体疾病和衰老的第一杀手，因此，本书有必要承担起普及养生保健、排出毒素知识的义务。那么，到底什么是毒素呢？

　　毒素，其实是一个综合的概念。判断某种物质是否是毒素，要从它的质、量以及和身体内环境之间的关系而定。系统的说，只要对人体的组织、器官、细胞有损害的物质都是毒素。对于身体的运作而言，各种物质在体内进行消化吸收后剩下的就是废物，如果这些废物对人体造成了不利的影响，那就是毒素了。

　　还有一点需要注意的事情，对于健康而言，毒素不仅仅是指"物质毒素"，还有"精神毒素"，不良的情绪和过重的精神压力，也会给身体带来很多方面的影响，有时候"精神毒素"甚至会起主导作用。

　　至于毒素的来源，简单来说，主要有这么几种渠道，即空气污染；不恰当用药；受污染的饮用水；受污染的食物；辐射，这主要是由计算机和电子产品造成；不良生活习惯，比如熬夜，酗酒，吸烟等恶习；心理因素，如焦虑，失落等情绪，生活压力大，思虑过度等情况。

　　那么，关于毒素对人体的影响，我们能想象到它的危害和后果吗？编者根据相关资料，用科学理论在此说明毒素堆积体内带来的危害。

　　毒素堆积引发多种相关疾病。毒素不能及时排出体外，被机体重新吸收，就会造成人体中毒，引发多种疾病；影响代谢平衡。大量的毒素滞留在体内无法排出，就可能导致机体能量代谢平衡失调；影响脏腑功能。毒素进入体内，会破坏人体脏腑的正常功能，导致全身或局部的病理变化。影响精神状态。俗话说："百病毒发不论是哪一类的病毒，也不论毒素是由外侵入，还是由内而生，都会对人体造成伤害。

如今，毒素侵犯的人群呈现出年轻化的趋势，可悲的是，很多年轻人看起来身体很健壮，但也由于体内毒素积累过多而经常出现以上的状况。可他们却并没有对此充分重视，认为这些不过是寻常不适，过一段时间或随便吃点药就没事了。

殊不知，正是这些毒素的累积，才一举出现非常严重的疾病，所以，如果不能及时采取补救措施，人体的自然保卫系统就会本能地寻找新的平衡，以期将体内过多的毒素排出体外，如此便加重了体内排泄器官的负担，导致排泄器官功能减退，进而给毒素造成可乘之机，致使机体朝着疾病的方向发展。

由此可见，排毒养生的意识是很重要的，而且行动更为关键，不过在践行相应的排毒方法之前，我们一定要养成正确健康的排毒理念。因为当下保健市场上的产品可谓是鱼龙混杂，到底这些产品是真的还是假的，有效还是无效，都需要消费者有正确的判断，而判断的根据其实就是我们应该坚持的养生理念，关于这个问题，主要有这样几个方面；

当然，鉴于有些排毒方式并不成系统，所以呈现出来的具体方法依然显得零散，所幸的是，我国中医关于排毒养生的理论已经到了完善科学系统的程度，因此根据《黄帝内经》中的相关理论，编者完成了这样一本排毒养生书籍。

在内容安排上，编者在开头讲明白毒素的来源和危害之后，用主要的篇幅阐述了四季排毒法、体制排毒法、饮食排毒法、脏腑排毒法、穴位排毒法。另外，编者选取了《黄帝内经》中关于排毒的相关内容，以原文的形式呈现给读者，以便给有深入研究意愿的读者提供资源。

目　录

第一章　知己知彼：认识毒素很重要

第一节　人体毒素的来源和形成

　　关于毒素的认识，人们主要有两种意识，一是各种看不到的细菌类病毒，比如因此人们患上的流行感冒；二是人们体内的某种垃圾事物，如清浊二便或者毛孔排除的汗液。

　　由此我们也基本明白了毒素的主要来源，即从外界环境中来，比如各种污染的空气、水源等因素，对于这种因素，人们可以选择回避；还有就是我们人体自己产生的，这种是人体器官运转的规律，人们也可以在一定程度上减轻，但是人体必需要向外排毒，而且人们也不可能做到体内绝无毒素，我们要做的只是减少毒素进入人体，减轻毒素在人体的堆积程度。

　　乍一看，似乎毒素的影响程度并不算严重，其实不然。试想，一颗小小的老鼠屎还能坏了一整锅的美汤。在此，有必要让广大读者看到这样一组数据，看看人体内部有多少毒素垃圾，看看毒素给人体带来多大的危害！

　　根据人体慢性中毒学说和各国专家进行的大量人体清理实践工作发现，任何人如果在吃喝上放纵自己，又不能经常的清除体内毒素垃圾，就会在体内存放大量的毒素垃圾。即，一般成年人体内有 3 ~ 25 公斤的毒素垃圾。

而德国一位杰出的外科医生通过解剖 280 名死者的内脏，发现其中 240 名死者的肠道内壁上淤积了有硬石状的粪便污垢。一位伦敦医生在解剖一名死者大肠的时候，从中取出了 10 公斤陈旧的，已经像石头般坚硬的粪便。为了警醒世人，这位医生将这些解剖产物作为陈列展品，放在盛有酒精的玻璃罐中。

当然，正如上述医生的解剖工作所发现的一样，大肠积聚的食物腐败以后，就会形成有害物质，长期无法排泄出去，自然会引起自身中毒，于是人体就发生了各种疾病和衰老现象。

不过，人体毒素的存在并不只局限在大肠，而且身体任何一个部位。因此，人们必须要排毒与排便的区别，也就是说并不是排便了就是排毒了，要知道人体的宣泄系统是很多的，除了清浊两便，出汗乃至呕吐都可以将毒素排出。

用科学严谨的理论来说明的话，"排毒"所要解决的问题是打通机体各路排毒管道，使毒有出路，身体各器官组织功能之间平衡协调共同发挥生理功能，这就是所谓排出解除人体毒素，调节机体状态平衡。而"排便"仅仅是通过排毒主管道——消化道将体内毒素排出，也就是说排便只是身体排毒的主要组成部分，但并不能完全彻底的排除体内毒素。

通过前面的介绍我们知道，毒素的来源主要是内在毒素与外来毒素两大类。

内在毒素是指人体在新陈代谢后产生的各种代谢废物、肠内宿便及糖、脂肪、蛋白质代谢紊乱所产生的毒素等，如自由基、宿便、胆固醇、尿酸、乳酸、血脂异常、脂质沉积等。

自由基。自由基适量对人体有利，过量就会加速人的衰老。自由基是对人体造成危害最大的内毒，是人体氧化反应的产物，且不断产生，在人体的衰老过程中和药理、毒理作用中起着重要作用。它还会损害人体内的蛋白质、DNA 等，并导致细胞死亡或癌变。

部分自由基由机体代谢垃圾产生，另外像辐射线、空气和水污染、食物中的添加剂等都能产生大量的自由基。人体自由基多了，就会损害蛋白质、脂肪、DNA、RNA 等，如果进入细胞，就会引发癌症。

宿便。宿便中所含的毒素是万病之源，如果粪便产生后不能在 12 ~24 小时内离开人体，就会在肠道里腐烂变质，成为细菌的滋生地。宿便中的毒素也就可能被肠道重新吸收，危害人体。

长期宿便的人会出现毛孔粗糙、腹痛、肥胖、月经问题；会诱发心脑血管疾病；还能导致肛肠疾病。想排除宿便，最好每天清晨喝 300 毫升的温开水，大口大口地喝，这样水才能进入肠道。还有每天晚饭后，可以吃一些水果，临睡前也可以按揉一下腹部，顺时针按揉 10 分钟。

胆固醇。胆固醇为人体必需营养物质，超过人体所需的范围，多余的就会留在血管内壁上。去除体内多余胆固醇的首选食物有海带、大蒜、牛奶、蜜橘、苹果、玉米等。

尿酸。尿酸是体内代谢的产物，主要由肾脏中小便排出。若血液中尿酸含量过高，它就会沉积在软组织或关节里而引发急性炎症。尿酸过高的人通常都是喜食红肉、动物内脏，年纪比较大、肥胖、酗酒；要么就是糖尿病患者。肾具有排毒功能，若肾内尿酸过多必然会影响其排毒功能，加之多余尿酸是积在关节和软组织里，所以就会引起关节酸痛、红肿、发热、变形，还会危及肾脏。

乳酸。在劳累过度时，我们就会感觉腰酸背疼、四肢无力、免疫力下降，这就说明你体内产生了乳酸。乳酸体质也就是人们常说的酸性体质，酸性体质的人容易患病。

血脂异常。血脂异常是指血液中脂肪含量过高，脂肪沉积在血管壁引起脑血栓、冠心病、心肌梗死以及肾脏病变的一种病症。

脂质沉积。现代人们经常摄入富含脂肪和营养的食物，很容易导致血液黏稠，随着血液黏稠度的增高，大量脂质变回沉积在血管内壁上，容易形成血栓堵住血管，使依赖血管供血的组织缺血或坏死，引起脑血栓、心肌梗死等疾病，严重威胁人体健康。

人体内毒素堆积主要有两大原因：一是毒素本身摄入过多；二是年纪大了或某些器官出现患病，导致器官功能下降，无法及时将毒素排出体外。

相信人们一定听过这样的说法，那就是很多病都是吃出来的，其意思是说，因为不懂得食用对身体有好处的食材，却只追求所谓的口感，而吃诸如甜腻、油腻的食物，还无法规律进行，暴饮暴食，最终出现一系列病症。除此之外，我们还需要明白一件事，那就是民以食为天，任何人的生存都需要依靠进食食物维持，吃只算是整个任务的一部分，吃完还要把垃圾排出去。

人们所吃的食物经过食管、胃、十二指肠、小肠、大肠，最后通过肛门排出体外，整个过程一般可在 12 ~ 24 小时内完成，这样可确保废物不在肠中停留过久。因为接触肠壁时间太久，废物就难免会被人体再次吸收，从而导致体内出现中毒现象。

此外，滥用抗生素，也使机体的耐药性、抗药性越来越强，药物引起的副作用越来越大。当劳累、紧张或其他生理原因导致人体出现代谢功能失调、内分泌紊乱时，人体的废物便会长期"赖"在体内。这些残余的废物滞留在结肠内开始腐坏，结肠中的细菌不断分解废物，产生毒素。人体内的这些毒素经过结肠再吸收，又经血液循环进入不同的器官，毒素就渗入了身体，损坏循环系统、过滤系统及消化系统。一些深层毒素潜伏性极强，隐藏于身体各个器官及血液中，引发各种疾病，如记忆力减退、疲劳、面色灰黄、便秘、痔疮、痛经、月经不调和内分泌失调等。

当然，有很多毒素还是因为我们的不良生活习惯导致产生的，比如毫无规律地作息生活、不够科学的饮食营养。

作息时间无规律。在日常生活中，很多人是该休息的时候不休息，尤其到了晚上显得异常精神，经常熬夜。殊不知，睡眠具有非常重要的生理意义，可以增强免疫力，康复机体，促进生长发育，延缓衰老，而且有利于皮肤美容，如果不能及时改正，长此以往，一定会形成恶性循环，影响人们的生活健康和工作事业发展。

日常饮食欠科学。现实中有很多人，比如上班族和上学族，因为工作和学习的压力比较大，经常是前一晚忙碌很久才睡觉，因为睡得晚，第二天早晨无法早起，很多时候是怕迟到便打消吃早饭的想法，或者上班及上学之后休息的时候感觉饿了，就随便买些饼干、面包之类的零食充饥。

此外，有些是暴饮暴食，可能一段时间比较忙碌劳累，在结束忙碌期后，便想"犒赏"一下自己，于是就胡吃海塞一顿。也有的人尤其是孩童们，虽然是长身体的关键时期，却错误地追求所谓的美感，而出现节食现象。也有人是非常喜欢吃甜食，喜欢吃油腻的营养过于丰富的肉类，严重者达到了无肉不欢的程度。

要知道，以上种种行为都是不恰当的，这些饮食行为要么是导致身体缺乏营养，要么是导致身体营养过于富足，都不能使身体机能正常运转。另外，急躁的生活使人们经常处于烦躁、亢奋的状况，对此不妨多喝些水。科学表明，每人每天饮水量1200～1600毫升，水有促进营养素的消化吸收，排泄代谢物和毒素的生理功能，而且饮水对健康具有特殊功效，如镇静作用，保护眼睛，降脂减肥，缓解便秘，美容养颜。

说完内在因素，我们看下毒素的另一个来源方式，即外来渠道。

外来毒素指来源于人体之外的毒素，如大气污染、水污染、蔬菜中的农药残留、汽车尾气、工业废气、化学药品、食物中的防腐剂、化妆品中超标的重金属、垃圾食品等现代文明带来的毒副产物及病原微生物等有害身体健康的致病物质。食物链的污染，如农产品（如残留农药）、渔牧肉品（如激素）、加工食品（如防腐剂、色素、添加剂等）；饮用水的污染，如造纸厂、化工厂、开矿等；大气的污染，如汽车尾气、沙尘暴、火力发电厂等。

通常看来，外来毒素的获得主要有三种途径：

一、从环境中来。此处的环境主要是和人们生活生产息息相关的水、土壤、大气等因素。而一旦这些因素受到破坏，人们很可能就会摄入水污染之毒，土壤污染之毒，大气污染之毒。比如说，废气。人

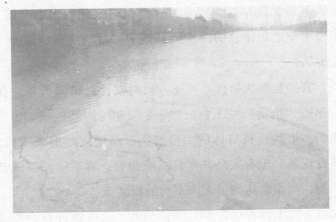

【图1．1．1．1水源污染】

【图1．1．1．2空气中的粉尘污染】

体吸进新鲜空气，吐出不需要的气体。但由于现代人都是浅层呼吸，

或由于运动时间不够，不能进行深呼吸把废气排出体外，导致废气积压在肺部。

二、从用药中来。因为服药导致毒素产生的话，主要是用药不当和长期服用某种可致毒素产生的药品。一般来看，安眠药就是一种典型药品，即可能会因为服用不当导致毒素产生。要知道，长期服用安眠药的话，人体的耐受性增加，药物残留堆积到一定程度可以使人中毒。慢性中毒，急性中毒，严重中毒可以出现呼吸变慢，并逐渐不规则，甚至呼吸停止，也可出现血压下降，皮肤湿冷，尿量减少，肝脏损害等表现。

三、从饮食中来。俗话说，民以食为天，人们都是需要按时吸收营养才得以存活的，一旦在饮食上有不科学的做法或食用有污染的食品，一样会带入毒素到体内。对此，编者根据相关资料总结出了几种错误的饮食方式，以供读者参考，最好避免出现这些错误行为。

1. 食用含铅食品。常见的含铅食品有松花蛋、膨化食品等。对全身各组织器官都有损害，尤以神经系统的损害最为严重。

2. 食用腌制食品。腌制类食品在加工过程中会加入很多盐，盐中含有亚硝酸盐、硝酸盐等杂质，腌制过程中可能产生亚硝酸铵等有害物质，常吃对身体不利，可诱发癌症。

3. 食品存在水垢。如果不及时将水垢清除干净，会引起消化、神经、泌尿、造血、循环等系统的病变而引起衰老。

4. 食用某些发芽蔬菜食品。要知道，并不是所有食材都那么全能，像豆子一样，发了芽可以吃豆芽菜。某些天然食物土豆发芽后会产生有毒物质龙葵素，人食后可引起严重中毒，强烈刺激胃肠道和呼吸系统，造成急性腹泻等。

排毒护体养生经

黄帝内经

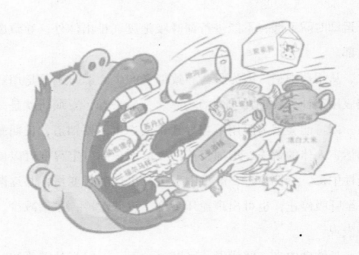

【图1．1．1．3食品污染】

5．过量饮酒不仅可损伤消化，心血管，免疫等系统，还会使各种癌症的发病率提高。

6．长期受烹调油烟"熏陶"。烹调产生的油烟被人体吸入后损伤呼吸道黏膜，并降低人体免疫力，诱发肺癌和心血管疾病。

总的来看，人体毒素的形成有很多原因和个人行为是分不开的，知道毒素的危害，了解毒素的形成原因，做到知己知彼，人们的排毒养生大战才有更多胜利的把握！

要知道，排毒养生是一个长期的工作，不会说因为三五次的尝试就出现明显的效果。人们必须要懂得坚持，即不管前期做了多少努力，一旦认为体质有所改善就放松警惕的话，其"反弹"作用就很直接。

第二节　毒素自测及"中毒"表现

其实，除了知道毒素是什么，毒素怎么产生并发生作用的，人们更需要知道人体存在毒素的话，身体会有哪些相应反应，也就是说，我们需要将毒素这种看不到摸不着的东西转化成可以感知判断的事物。

不知道受到毒素侵害的结果状态，我们就无法进行进一步措施来保障自己的健康。可以说，正是因为人们缺乏相关知识，所以在出现"中毒"迹象的时候却是浑然不知，以致身体被毒素长期侵袭，发生了严重的病变，酿成大祸。

由此可见，人们必须要做好充足的认知工作，明白各种毒素作用下人体可能出现的症状，做好对应自查，以便及时发现我们身体可能存在的隐患，防止毒素深度作怪。

虽然，人们体内的毒是看不见摸不着的，很多人感觉到的不舒服其实就是毒素作怪的一种可能，可有些人却并不把这些小问题放在心上。

据统计，如今90%以上的人都在遭受毒素的迫害。有很多不被人在意的症状都可以说明人体内有毒了，例如，肥胖、痤疮、色斑、口臭、屁多、打嗝、易疲劳、情绪和精神出现问题、尿频、尿少、尿刺激等。总之，排毒是日常养生保健的重中之重，千万不要轻视它，只有将毒素排出来，才能拥有真正的健康。

看来，是时候做一份问卷，通过对号入座的症状检查，来观察了解自己的身体，从微小症状中得出可能存在的重大隐患。因此，请读者根据自己最近一年的身体状况和反应，如实作答，测一测，自己需要排毒吗？

测试方法，如果身体有题目中出现的症状则得到相应的分数。

1. 早起四肢乏力、酸痛，休息一夜全身丝毫没有轻松感。　　5 分
2. 早上梳头，掉的头发超过正常掉发范围。　　5 分
3. 爱上火，有口臭。　　5 分
4. 工作时易疲倦，有时出现胸闷气短，身体明显不正常。　　5 分
5. 爱焦虑，精神压力大。　　5 分
6. 吃东西不易消化，有时食欲很差。　　5 分

7. 身体肥胖，尤其是腰上的肉特别多，摸起来很软。　　　　5 分

8. 清晨不排便，经常便秘，而且腹胀不舒服。　　　　　　　5 分

9. 患有风湿病。　　　　　　　　　　　　　　　　　　　5 分

10. 脸色暗沉，没有光泽，看起来有些色黄。　　　　　　　5 分

11. 春秋时，皮肤特别容易瘙痒。　　　　　　　　　　　　5 分

12. 睡眠质量不高，多梦。　　　　　　　　　　　　　　　5 分

13. 抗病能力差，特别易感冒。　　　　　　　　　　　　　5 分

14. 走路多了下肢鼓胀水肿，疲乏酸痛。　　　　　　　　　5 分

15. 腿易抽筋，四肢酸胀或麻木。　　　　　　　　　　　　5 分

测试结果

得分情况：21 ~ 40 分。说明体内有少量毒素堆积，可以开始排毒。

41 ~ 60 分。体内堆积较严重，必须排毒。

大于 60 分。体内有大量的毒素堆积，如果不马上清除，很可能引发其他不良症状。

当然，上面的测试题只是在一定程度上，而且主要是能够帮助早期患者了解病情，不过很多人可能已经到了病症明显的程度了，比如以下这些症状，预示着人体的毒素已然很严重。

痤疮。各种毒素在细菌的作用下产生大量有毒物质，随着血液循环遍布全身；而当毒素排出受阻时，又会通过皮肤向外渗溢，使皮肤变得粗糙，出现痤疮。

肥胖。过量食用高脂肪、高热量、高糖分等食品，随着脂肪的囤积，体内会产生毒素，并伴随有内分泌及新陈代谢的异常。

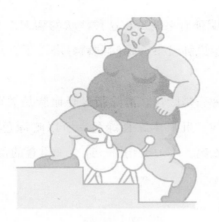

【图1.1.2.1肥胖症带来的生活压力】

便秘。便秘是许多疾病的主要起因之一。当体内有毒废物附着在肠壁上时。整个肠子就被厚重的黏膜所覆盖，会使消化液的分泌逐渐减少而降低消化功能，造成消化不良，甚至引起肠胃发炎。废物增加愈多，排泄因被阻塞变得更加严重，肠子变得更坚硬。就如一条厚管子，仅在中间有一狭小通道让食物通过。虽然这些人每天都有规律地排便，但是肠壁已经被厚厚的废物所覆盖，血液也被毒化了，而且肠内的废气、毒素还会被吸收再循环，不可避免会引起很多疾病。

水肿。水肿多发于40岁以上的人。中医认为"肾出水"，体内各脏腑代谢后的浊液统统由肾排出体外，如果肾出了问题，不能代谢水液，过多的水液聚在体内就会形成水毒，出现水肿。水毒不仅会引起眼皮，脚踝水肿，严重时肚子也会肿胀。

恶心、厌食、便溏。这是湿毒，由于脾功能减弱，无力化湿而导致。防止湿毒之浊气，化湿是关键。三伏天健脾化湿最重要，此时屋里闷热，似蒸桑拿，外面下着雨，又潮又湿，里里外外都被湿给包围了，湿气把化湿的脾包了起来，脾不能化湿，脾湿就会应运而生，特别是自身脾功能差的人症状会加重。

慢性气管炎、肺结核。这种病人会没完没了的吐痰，这是中了

11

"痰毒"。痰毒说明肺有毛病，有这种症状的病人，不妨先去医院检查一下肺，如果医生说肺没事，那问题就好办多了，从饮食上调养一下就可以了。

脂肪肝。这种病是脂毒。清除脂毒降血脂是关键，吃具有将血脂功能的食物很有效。肝属木，喜绿色，所以吃绿色蔬菜，才能养肝。反之长期饮酒、吃肉，不但会伤肝，还会加重肾的负担。

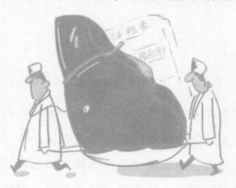

【图1.1.2.1. 饮酒造成的危害】

关节炎和风湿症。人体骨头与骨头之间的连接处均被柔软而有弹性的软组织所覆盖，作用是垫着关节，减少摩擦伤害。在关节里面还有关节液，可润滑关节。关节液必须是清洁、没有毒素，才能使关节健壮、灵活。

当毒素积聚时，关节便会开始肿大，骨头末端粗糙．呈锯齿状，而软骨变干且易碎，慢慢地关节液也逐渐枯竭，骨头间彼此"痛苦"地摩擦，就形成了关节炎。当毒素伤害到肌肉和血管时，就可能形成风湿。

血管硬化症。有毒的废物和脂肪一起黏附在血管内而阻碍血液的畅通，慢慢地这些被阻塞的血管会变硬、变厚，心脏必须更费力地将足够的血液经由这些被阻塞的血管送到细胞内，以致引起高血压、血液凝块、心脏病和卒中，这种情形称为血管硬化。

肿瘤。恶性肿瘤往往是由致癌毒瘤素在体内囤积而诱发产生的。70%的肿瘤是由环境因素引起的，其中又有90%为化学因素。因此，肿瘤是污染的外环境导致人体内环境污染的必然结果。

脏器衰竭。人体内多个脏器官与排毒有关。肝脏是人体最大的解毒器官，血液流经肝脏时，一些有害物质可被肝脏产生的酶分解；肾脏是人体最重要的排毒器官，可过滤掉血液中的毒素并通过尿液排出体外；皮肤是人体最大的排毒器官，能够通过出汗等方式排出其他器官很难排出的毒素。但如果体内毒素沉积过多，有可能会造成肝、肾、皮肤负担过重，而引起脏器中毒，甚至引起脏器衰竭。

虽然，人体避免不了会出现毒素侵扰的情况，但是我们的身体有强大系统可以自行对抗毒素侵害，当然，这种对抗是在身体健康的情况下。在接下来的几章内容中，编者将集中系统地介绍一些中医常用的排毒养生方法，比如体质排毒法、饮食排毒法、脏腑排毒法、穴位排毒法，刺猬，因为男女体质存在差异，在选择排毒方法的时候会有不同，对此，编者也作了差异化处理。

第三节　中医相关的排毒理论

不得不说，人们能有毒素的养生意识主要来源于现代医学的知识普及，尤其是当下西医技术在我国的大面积推广和实践，使得人们有更多的机会接触毒素概念，明白毒素可能带来的危害，并逐渐提高自身防毒排毒的意识。

其实，在我国中医学理论中早就有关于毒素的认识和治疗，不过，中医学并不是以毒素称谓那些伤害人体的事物，而是统称为外邪，即外在环境中那些可以侵犯人体的不健康因素。

一般来说，中医学上讲到的外邪，主要有六种，即风寒暑湿热燥。

简单来说，风不是说在任何时候都是伤害人体健康的因素，而是在相对情况下，指受风者的体质较弱，同时，能成为外邪的风一定是超过一定程度的，比如风很凉很大等。

由此可知，我国传统中医在认识毒素方面的理论与现代医学的观点基本相同，不过又具备自身时代的特殊性，除了外界恶劣环境带来的不利影响外，中医非常重视内在因素的反应，而且是具体到脏腑功能变化的。

毒是一切疾病的根源。在《黄帝内经·素问·生气通天论》中就已经对毒有了集中的论述。书中指明："一切疾病皆因毒而生"，并提示人们，毒并不是独立的一种致病因素，而是邪气演变的产物。风，寒，湿，热，燥等邪气能演变为"寒毒"、"湿毒"、"热毒"、"燥毒"等。另外，吃东西，血液循环不畅也会引发食积之毒，淤血之毒。

此外，《黄帝内经》中就早有关于毒素的说法，"五脏相通，移皆有次，荣卫不行，五脏不通，则死矣。"这句话的意思是，在人们体内有很多毒素，如淤血，痰湿，寒气，食积，气郁，上火等。这些毒素堆积在五脏之内，就会加速五脏的衰老，产生疾病。毒素虽深藏在体内，但人们可以按照五脏所反映出的病症，找出毒素的藏身之处，尽快将它排出体外，为人们的健康保驾护航。

《黄帝内经·素问·生气通天论》中还说道："阴平阳秘，精神乃治，阴阳离决，精气乃绝。"这句话是说阴阳是相对的，又是互根的，是相长的，又是相转化的。说明阴阳平衡与否对疾病的影响很大，阴阳分离，病人则危险。具体说来，中医根据阴阳力量的非均衡存在状况得出这样关于毒素的几种分类。

首先，若是机体热盛阳康，就会产生"热毒"，其表现就像平时人们常说的肝火旺和胃热等症，可以说这些症状都是热毒。出现热毒的人一般会出现口苦咽干，口臭，牙龈肿痛出血，口舌生疮，咽喉痛，便干带血，面部生油，痤疮，鼻孔出血，痔疮，手脚多汗等症状。

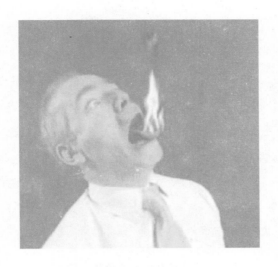

【图1.1.3.1上火危害】

寒毒，有内外之分。一般可以用排除法区分，外寒一般很好辨认，排除外寒就是内寒了。体内阴虚寒盛，就会"阳消阴长"就会产生内寒。外寒又叫"寒邪"，多在冬天气温骤变时致病，因外感风寒后，寒邪伤阳气，所以轻者会出现风寒感冒，严重者会出现昏迷，不省人事，还有人会出现关节疼痛等。

湿毒也有内外之分，内湿和外湿不一样。夏秋季节随着环境和气候的变化，像暑湿感冒多是外湿之毒引起。内湿一般都是饮食不节，脾胃受伤所致。水湿也是湿毒的一种，它多是由于机体内水液代谢出现问题而引起的。湿毒患者有哪些症状呢？主要有口味甜腻，大小便不畅，痤疮，湿疹，脸色不好，四肢酸痛无力等。湿毒引起的疾病一般不好治，平时要有足够的重视。

淤血之毒。中医又叫做"气滞血瘀"。引起淤血的原因很多，从病理上来说，就是血液循环不畅在某些部位发生积滞。简单地说就是血管里堵了，堵的部位不同得的病就不一样。比如说堵在脏器里叫"肿瘤"；堵在黏膜上叫"囊肿"；堵在子宫里叫"肌瘤"；堵在甲状腺里叫"结节"；堵在乳腺里叫"增生"；堵在皮肤上叫"痘痘"。

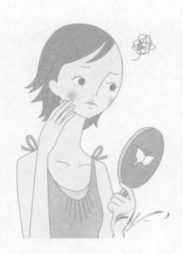

【图1. 1. 3. 2 痤疮导致脸色欠佳】

　　食积之毒。中医认为，脾主运化，胃主受纳腐熟，二者一个是升清，一个是降浊。平时吃进去的食物就是这样一升一降来满足人体需要的。如果脾胃哪一天罢工了，那么吃进去的食物就会被积在胃里，时间长了就会酿成毒。有食积之毒者表现为：食欲差，嗳气，反酸，还有大小便不畅，以及面部痤疮等。

　　情志之毒。喜，怒，忧，思，悲，恐，惊，这是人们常说的七情。七情适度才不致伤身，否则就会成为情志之毒，如过喜伤心，过怒伤肝，过思伤脾，过悲伤肺，过恐伤肾。故控制好情志才会健康。

　　此外，毒素具体出现在不同的脏腑器官，还会有不尽相同的表现，以下便对此作出简单说明。

　　肝脏有毒的表现肝脏是人体最大的解毒器官，各种毒素经过肝脏的一系列化学反应后，变成无毒或低毒物质。中医认为，肝主藏血，主疏泄，能调节血流量和调畅全身气机，使气血平和，面部血液运行充足，表现为面色红润光泽。若肝之疏泄失职，气机不调，血行不畅，血液淤滞于面部则面色青，或出现黄褐斑。肝血不足，面部皮肤缺少血液滋养，则面色无华，暗淡无光，两目干涩，视物不清。

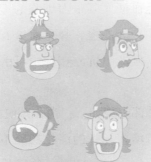

管理好你的情绪

当别人态度不好的时候，你可以选择心平气和，也可以选择不开心，你做什么不由对方决定，你的情绪跟对方的态度没有必然的联系。情绪本身是中立的，无所谓对与错，控制情绪是一种压抑，而管理情绪却是一种应用。什么时候需要管理情绪，应用情绪？关键在于你想要什么结果？

会管理情绪，工作事半功倍。

【图1.1.3.3 恶劣情绪带来的毒素】

要知道，肝脏是一个很脆弱的器官，如果保护不好便可致病。病毒侵入肝脏后，肝脏的毛细血管通透性增高，肝细胞变性肿胀，肝脏内出血，炎性细胞浸润，导致肝脏肿大，正常功能衰退。大部分肝病可治愈，但少数迁延不愈，变成慢性肝炎。

肝脏毒素蓄积时有这样的外部表现：指甲异常，指甲表面有凸起的棱线，或是向下凹陷；乳腺出现增生，经前乳房胀痛明显增加；易产生明显的不良情绪，容易抑郁；脸部两侧长痘，偏头痛，痛经。肝脏排毒措施：加强体育锻炼，体育锻炼是顶级的排毒运动，通过把压力施加到肝脏等解毒器官上，改善器官的紧张状态，加快其血液循环，促进排毒；多吃苦瓜，苦味食品一般都具有解毒功能，苦瓜中有一种蛋白质能增加免疫细胞活性，清除体内有毒物质。

中医认为，脾为后天之本，气血生化之源。脾胃功能健运，则气血旺盛，见面色红润，肌肤弹性良好；反之，脾失健运，气血津液不足，不能营养颜面，其人必精神委靡，面色淡白，萎黄不泽。脾脏的

17

四大主要功能为：①造血，脾是胚胎阶段重要的造血器官，胚后成为淋巴器官；②储血，脾是血液尤其是血细胞的重要的储存库，将血细胞浓集于脾索、脾窦之中；③滤血，脾是血液有效的过滤器官；④免疫，脾可产生免疫反应，血液中抗原在脾中可引起有力的细胞免疫和体液免疫反应。

脾脏毒素蓄积时的外部表现如下：消化系统能力弱，面部长色斑；女性体内湿气过重，白带增多；脾的消化功能不佳，引起痰湿，造成脂肪堆积；唇周长痘或溃疡，口气明显。脾脏排毒措施：多饮水，保持排便通畅；清晨起床后至少要喝 200 毫升水，多活动；多吃富含纤维的食物，如糙米、蔬菜、水果等。

肺脏是最易积存毒素的器官之一，我们每天的呼吸将大量空气送入肺中，空气中漂浮的细菌、病毒、粉尘等有害物质也随之进入了肺脏。不但肺要受到伤害，有毒物质还能潜入血液循环"株连全身"。肺主皮毛，肺的气机以宣降为顺，人体通过肺气的宣发和肃降，使气血津液得以布散全身。若肺功能失常日久，则肌肤干燥，面容憔悴而苍白。肺性清肃，不容纤芥，故又称"清虚之脏"。若园外邪侵袭鼻腔，或痰浊阻遏，或淤血停滞，或肺失清肃会影响到肺的宣降活动，进而引起肺的生理功能失常，出现咳嗽气喘、呼吸不利，所以肺必须保持清肃。

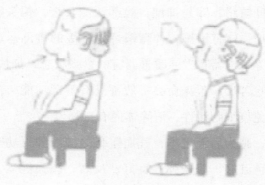

【图 1. 1. 3. 4 呼吸】

肺脏毒素蓄积时的外部表现如下：便秘；皮肤呈锈色、晦暗、无光泽；情绪低落、多愁善感、容易悲伤。

肾脏是人体的重要器官，关乎到人类的生殖繁衍。其基本功能是生成尿液，借以清除体内代谢产物及某些废物、毒物，同时经重吸收功能保留水分及其他有用物质，如葡萄糖、蛋白质、氨基酸、钠离子、钾离子、碳酸氢钠等，以调节水、电解质平衡及维护酸碱平衡。肾脏过滤血液中的毒素和蛋白质分解后产生的废料，并通过尿液排出体外。肾主藏精，肾精充盈、肾气旺盛时，五脏功能也将正常运行，气血旺盛，容貌不衰。当肾气虚衰时，人的容颜晦暗、鬓发斑白、齿摇发落、皱纹满面、未老先衰。

肾脏毒素蓄积时的外部表现如下：水肿，肾脏管理体内的液体运行，当肾脏堆积毒素后，排出多余液体的能力降低，就出现了水肿；月经量少或经期短、颜色暗；下颌长痘；容易疲倦，四肢无力，嗜睡。

肾脏排毒的措施有：不要憋尿，尿液中毒素很多，若不及时排出，会被重新吸收；充分饮水，促进肾脏新陈代谢；不要喝甜饮料，每天清晨空腹喝一杯温水；多吃黄瓜、樱桃等蔬果。

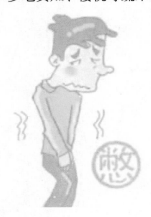

【图1.1.3.5 憋尿伤害肾脏】

心脏有毒的表现：心主血脉，即心气能推动血液的运行，从而将营养物质输送全身。而面部又是血脉最为丰富的部位，心脏功能盛衰都可以从面部的色泽上表现出来。心气旺盛，心血充盈，则面部红润光泽。若心气不足，心血亏少，面部供血不足，皮肤得不到滋养，面色就会白晦滞或萎黄无华。

心脏通过连续不断地搏动，使全身血管内沿单一方向循环流动，为机体组织和细胞提供了赖以生存的营养物质和氧气，同时带走了各种代谢物，心脏的主要功能就是维持血液正常循环。而心脏毒素蓄积时的外部表现有，口腔溃疡、额头长痘、失眠、胸闷、心悸。

中医排毒的思想依然保留着"治未病"的特征，此外，我们还需要形成系统结构，从相关联的各个方面入手，实现深度全面的排毒目的。

而且中医排毒养生思想还是一种自然安全的方式，其中相生相克的思想使人们懂得在平衡人体状况，而不是单纯地无限地排毒，比如禁食某种不利于自己的食物。要知道，这可能会导致其他器官能量不足，造成健康失衡的话，更容易受到外界病毒的危害。

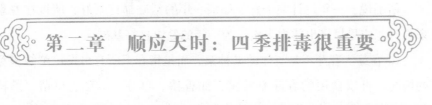

第二章　顺应天时：四季排毒很重要

要想做好排毒工作，我们一定要懂得顺应四时，毕竟人们是生活在大自然环境中的，任何风吹雨打，季节轮回都会或多或少地给人们带来影响。甚至可以说，不同的季节都可能带来不一样的外邪毒素，因此，我们一定要先明白每个季节的特性，尤其是养生方面的防护要点，才能不被不同季节中的毒素侵害到。

第一节　春季防风排肝毒

我们知道，春季是一个万物复苏的季节，不管是人类还是动物植物，所有事物都具备了生发的气息，当然，这也包括了各种细菌病毒等有害物质。除此以外，从春季的气候特点来看，潮湿温暖又多风的特征就容易生出寒邪和风邪，而这些都是会危害人们体质的潜在因素。

虽说春季每个节气所呈现出的气候特征还是有细微变化的，但总的来说，这个时候的人们一定要以防风排肝毒为主。这是中医五行养生理论得出的春季养生总原则。不过，因为万物复苏，各种毒素也会开始活跃，这些病毒起作用的位置和程度不同，产生的疾病症状也不相同。

一般来说，如果有毒素残留在呼吸系统，受其影响，人体容易有感冒、咳嗽、气管敏感、哮喘等症；若是残留在胃肠道，人们就会有口臭、偶发便秘、恶心、呕吐甚至腹泻；如果残留在皮肤，皮肤就会容易出现过敏、斑点、暗疮粉刺、湿疹；若是残留在骨骼，人们容易感到腰背疼痛、关节痛；而毒素若是残留在大脑，人们就会有失眠、焦虑、抑郁等症，且容易疲倦、神经紧张。

俗话说，一年之计在于春，如果一年的基础都打不好，所以在春季来临时，应尽早排出体内毒素，为一年的健康打好基础。

1. 春芽。春芽不是具体的某种菜，而是指春天所有可发出鲜绿嫩芽的植物。可以食用的春芽有很多，如香椿、豆芽、蒜苗、豆苗、莴苣等。这些春芽有利尿作用，帮助体内物质转运，清理体内垃圾，有排毒作用。

2. 韭菜。很适合用来补偿阳气的韭菜中含有蛋白质、脂肪和多种维生素等营养成分，最宜人体阳气，有健胃、提神、强肾等功效。韭菜还可以分解体内有毒物质，还可以将它们排出体外，清理肠内沉淀物，真正起到排毒的作用。

3. 春笋。春笋被誉为"素食第一品"，是体内垃圾的"清道夫"，有排毒养颜的功效。春笋所含的膳食纤维可以增加肠道水分的储存量，促进胃肠蠕动，使粪便变软有利排出。

4. 菠菜。菠菜可用来解热毒、酒毒，因其既滑且冷，而味又甘，所以能清热解毒，具有很好的排毒功能。

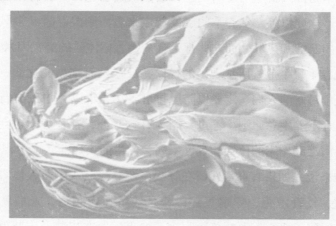

【图2. 1. 1. 1 可清热解毒的菠菜】

5. 樱桃。樱桃是一种味美多汁、色泽鲜艳、营养丰富的水果，具有补中益气，调中养颜、健脾开胃的功效。樱桃可为人体去除毒素及不洁体液，同时对肾脏的排毒具有相当的功效，还能有效通便。

此外，还有一些食用禁忌，即油腻食品，因此春季人们的脾胃偏弱，胃肠的消化能力较差，不适合多吃油腻的肉食，不过，热量可适当由甜食供应。而此时，将红枣作为春季排毒佳品则有助于清除体内的有毒物质，起到排毒养颜、保护肝脏的作用。

我们知道，从立春起，人的阳气开始从内脏向外走，直到人的气血一半在内，一半在外，而气血的流动就像是高速公路上行驶的车辆。要知道，随着人体阳气愈加强盛，大量气血就会从内向外走，而这种比较突然集中的"大行走"很容易造成"拥堵"现象，一旦发生"拥堵"，气血运行就会受到阻碍，人们自然也会感觉到明显的疼痛。

中医认为，肝主疏泄。正是因为肝有疏导的功能，所以才能保证人体气血的正常运行，防止人们出现各种危险症状，有效地遏制了故疾频发的势头。当然，这种完美的结果是建立在肝脏功能健康完善的基础上的，如果肝脏功能有欠缺，就会出现诸如眼睛干涩，困乏力倦，手脚抽筋、口苦干燥、打嗝腹泻等症。

为了能让气血正常疏泄，人们还可以通过按摩指尖和小腹的方式来帮助气血运行。为什么要按摩指尖与小腹呢？这是因为在手指头的两侧，分布着人体经络的井穴，每只手各有 6 个井穴，井穴一般是经络的端点。如果说人体的经络是一条流动的河流，那么井穴便像水流开始的泉源，所以捏揉手指尖能够起到疏通经络、调节阴阳的作用。

我们知道，小腹是人体的中心，而中医认为小腹对平衡人体气血起着关键作用。春天的时候，气血开始从腹部向外发散，按摩小腹，可以帮助人体打通经络、调节气血，使阳气得以生发。在揉小腹时候，以每天早中晚各揉一次为宜，在操作的时候建议先逆时针，后顺时针，最少以 36 圈起，或 36 的倍数，揉的力度要适中。

正是因为春季与肝相合，春天是肝病的高发时节，所以，春天也是养护和治疗肝病的重要时期。对于普通大众来说，明白这个道理，就可以把握好春季这个养肝的最佳时机。

要想让肝脏正常地发挥功能，调节肝脏工作能力，我们不妨先从稳定情绪做起。平衡稳定情绪就是说，人们要顺应情志去抒发自己的情绪，喜怒哀乐各种感情都要抒发，但是一定要把握度量，既不能太过，也不能太少。

要知道，无论是哪一种情志，太过都会影响到健康。比如大家熟知的故事范进中举，他的变疯就是因为高兴过度，喜而伤心，心神闭阻，导致神志不清。而发泄的太少也不好，比如生气之后不及时发泄的话，就会郁结在体内，这种气一旦停留在某个地方，就会阻碍正常流经的物质，最后出现堵塞，如囊肿。

此外，在春天的日常生活中，也有很多值得注意的事情，根据曲黎敏教授的相关观点，我们知道春天不宜穿紧身衣，适宜散发。

很多女孩子愿意扎马尾辫，因为这样最能方便，而且也很美观，但实际上春天是适宜散发的。这便是曲黎敏教授的私家养生秘诀：春天散发、不穿紧身衣！

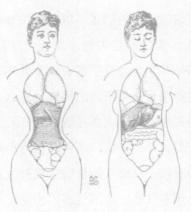

【图2. 1. 1. 2 紧身衣束缚子宫可能导致不育】

为什么要在春天摆脱一切束缚性的事物呢？因为，散发就意味着不要约束，女孩子若是在春天扎马尾辫，该生发时无法生发，此处的生发不仅仅是头发的生长，而是阳气的生发。"缓形"就是在形体上也不要有约束，春天不要穿很紧身的服装，要穿着宽松的衣服。

同时，还要注意晚睡早起、多晒太阳、多到户外活动、多出汗，饮食上多喝一些易消化的汤羹。关于睡眠，我们经常听到这样的俗语："春困秋乏夏打盹，睡不醒的冬三月。"这句话的潜台词是：我们一年四季的状态都跟睡眠有关。

春天重在生发阳气，不能总睡觉，因为动则生阳，而睡觉则是阴阳平和的时候，会阻碍身体气机的生发，所以可以适当少睡些。在春天，人体的阳气也要跟着天地的阳气一起慢慢地生发起来，所以，我们要适当地晚睡早起，达到春季养生的目的。

在传统养生中，灸法一直是一个非常重要的养生。那么，灸法是什么呢？灸法是用艾绒来灸治身体的疾病。灸法利用了艾绒通窜力特别强的特性，而且艾绒属热性，扎针的时候，在针上烧一点艾绒，它的通窜力就能够沿着针下去。

灸法对治疗某些疾病很有效，比如隔姜灸就对治疗腹泻很有效果。如果老年人长期腹泻或者突然出现急性腹泻，就可以切一片厚厚的姜，把姜片放在肚脐上，然后把艾草或艾绒捏成小窝窝头状，放在姜上，点着了以后慢慢地熏，慢慢地烧灼，这就是隔姜灸。

明白春季养生的秘诀之后，更要了解其中的误区，而且很多误区做法并没有被人们正视，经常有人出现相应的行为，以至于不知不觉地产生有害毒素。

首先，穿露脐装就是个的问题。女性爱美，每到夏天，许多女性都喜欢穿露肚装来展示自己的小蛮腰。殊不知，腰是人体的中间枢纽，其重要性毋庸置疑，腰部是万万不可受寒的。

女孩子腰受寒与腹部受寒一样严重，会引发月经疾患与不育的后果。曲黎敏教授就说到现在的女孩子特别喜欢穿露脐装，为了美，什么地方都敢露。露脐装把人们的肚脐给露了出来，这是一个很不好的现象，其结果是，爱这么穿衣服的女孩子将来得妇科疾患的概率极高。因为人的腹部为阴，主藏，而且肚脐又名神厥穴，而中医认为这里不宜扎针，只能用灸法治疗，而把肚脐和腰部都露着受寒，可想而知这对人体的危害会有多大！

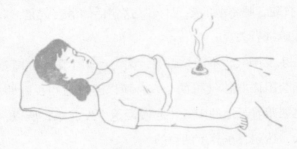

【图2.1.1.3 神阙穴艾法】

露脐会影响到女性的子宫以及其他方方面面，曲黎敏教授曾介绍过两种护腰的好方法：一是，平时将两手搓热捂在腰眼，对身体非常有益。二是，上撑两臂，掌心朝上，同时踮起脚后跟，这样站一会儿对腰有益。

《黄帝内经》中讲到："伤于风者，上先受之。"就是说当风邪侵袭人体时，人身体的上部最先受到损害。这是因为风是阳邪，它有生发、向上的特性，当风邪侵入体内后，最先受到损害的是人的头部等部位，引起头痛发热、恶风、咳嗽气喘等症状。

尤其是出汗后，又吹冷风，风邪更会趁机而入，感冒自然不可避免。同时，因为风邪"善行而数变"，既能在经脉和肌肉之间肆意游走，又能上窜抵达头顶，来去迅速，变化多端，会出现游走性关节炎疼痛、皮肤风疹等病征。而且"春伤于风，夏必飧泄"，所以，春风并非只送暖，千万不要太"春风得意"！

"虚邪贼风，避之有时"，对于自然界会使人致病的外邪要及时躲避。而在风邪频繁侵袭人体的春季，我们怎样才能躲避风邪的袭击呢？下面给大家介绍一种既是药物，又是食物的防风食物——天麻。

明代李时珍曾说过："天麻乃肝经气分之药……眼黑头眩，风虚内作，非天麻不能治。"天麻之所以能防风，在中医看来，是因为它与风的接触面不大。植株又较坚硬，即使遇上大风，摇摆也不明显，所以又叫"定风草"。因此非常适合在风邪横行的春季食用。

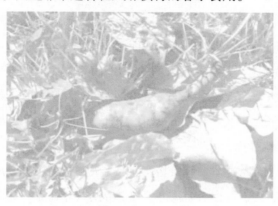

【图2.1.1.5 定风草天麻】

传统的中医食疗理论有"以脏补脏"之说，即常吃动物脏器可补人体某脏器。从这个观点来看，鱼头自然是补脑的，对风邪所引起的头痛发热等有很好的治疗效果，所以中医称鱼脑髓为"补脑汤"。最近荷兰的研究也发现，年龄在60～69岁之间，每周至少吃一次鱼的人与那些不吃鱼的人相比，在往后15年内中风的机会要少一半。

一年之计在于春，在新年开始，如果人们可以通过合适的排毒方法为健康体质的培养打下坚实基础的话，就能为一整年的排毒养生提供良好的条件，即如果我们体质一直很好，且坚持保养的话，后期也不容易出现什么突发状况。

但是，如果起初人们的体质较差的话，即使中间经过了悉心调养，终究不能保证在后期有稳定的状态。虽然说，万事开头难，但是只要前期工作做得好，后期的工作就轻松多了。

第二节　夏季排毒去心火

可以说，夏季是毒素能量很高的一个季节。最典型的就是心毒。之所以说是心毒，就是因为夏季的气候特征，即高温闷热。在这种环境的影响下，人们经常会出现内心烦躁和厌食的情况。

情绪出现问题，其实就是人们的心出了问题。中医认为，心不是简单的心脏，而是还包括主导心神功能的系统概念。因此，夏季可谓是心火、心毒最严重的时候。同时，如果伴有厌食情况的话，人体健康一定会有更加明显地恶化。

因为，脾为后天之本，脾胃功能下降，人们就无法汲取足够的营养成分，如此的话，人们各种活动就得不到足够的营养补充，久而久之，自然是体质愈加愈差的后果。因为，心毒可能会在不同的位置积累发泄，因此人们会有不同的"中毒"表现，下面编者将详细地为读者介绍一番。

首先，夏季气温高、紫外线强，人体新陈代谢明显加快，是湿疹、炎性红疹和脓性面疮的高发期，加上外源性毒素黏附在皮肤表面没有及时清洗，就会堵塞毛孔。毒素的内外夹攻在皮肤上会形成堆积或白细胞炎性效应，引起一系列肌肤问题。所以，夏季排毒首先可以保持皮肤的健康清爽。

除了身体上的不适，进入炎热的夏天，不少人会或多或少地有排便不畅等感受，而且心情异常烦躁不安，而这又直接导致睡眠质量欠佳，经常上火引发口腔溃疡或牙龈肿痛，烦闷的夏天开始让人变得烦躁，十分难熬。

其实，夏季本来就是人体气血向外释放的时候，闷热的天气也的确会让很多潮湿热毒进入体内，本可通过出汗来缓解这个问题的人们，却由于空调的出现，无奈失去了很多出汗的机会，也就减少了可由汗水代谢的废物，造成体内排毒不畅。

春夏之交，要重点关注心脏，因为"暑易伤气""暑易入心"。所以，值此时节，精神的调养很值得重视，这也是为安度酷暑做准备，使身体各脏腑功能正常发挥，以达到"正气充足，邪不可干"的境界。

夏天为什么会心火过旺呢？在中医角度来看，夏季主气为暑，《素问·五运行大论》中这样论述暑气："其在天为热，在地为火……其性为暑"。通过这段论述我们发现，暑气乃是一种极热之气，极热之气体现在人体上叫"壮火食气"，这里的"食"就是吃的意思，就是说火太壮就会吃掉我们的气。比如我们高烧叫壮火，高烧后很没劲，就是高烧把我们的气力消耗了，能量消耗了，这是其一。另一方面，天热人易出汗，而中医向来视汗为"心之液"，出汗过多自然容易消耗心脏阴液，导致心阳更加旺盛，从而出现了口干舌燥、尿黄、尿少、尿急、尿痛等上火症状。

所以，在夏季这种暑气当道的气候条件下，需要时刻关注心火对人体的伤害，一旦出现了上火症状，就需要及时采取相应的治疗措施。那么，我们究竟如何祛除这种"心火"呢？

首先是要保持良好的情绪。《黄帝内经》特别强调：夏季"更宜调息净心，常如冰雪在心，炎热亦于吾心少减。不可以热为热，更生热矣"。《素问·四气调神大论》中也提到"使志无怒"，就是要人注意不要因为心情烦躁而滥发脾气。"使气得泄，若所受在外"，要气之宣泄平和、畅达，如其所受在外一样舒畅。

中医养生里，举手投足间都讲究个"心平气和"，入夏之后无论做什么，坚持养"心"为上，养"心"为先，强调平时坐卧睡觉之间也要呼吸均匀有序，动作不急不缓，气自然就和。气顺转化成能量，身心舒展，自然能入静，夏天养心入静也等于入了佳境。

其次，饮食也是祛除心火的重要法宝。中医认为，四季、五味与人体内脏都是一一对应的。所谓"夏季食苦，苦味入心，可泻心火"，就是说夏季易引起心火过盛，可通过吃苦瓜、芥蓝、荞麦、奶油生菜等来进行防治。吃苦去火，首推莲子心，它味苦，可以发散心火，虽然有寒性，但不会损伤人体的阳气，所以一向被认为是最好的化解心体热毒的食物。其实不仅仅是莲子心，莲藕全身也是夏季餐桌上不可或缺的健康美食，荷花具有解暑功效，莲子心能清心镇静，而莲须（荷花的干燥花蕊）有固肾涩精的作用，就连莲房（莲子的果壳）也同样具有清暑解毒的功效。

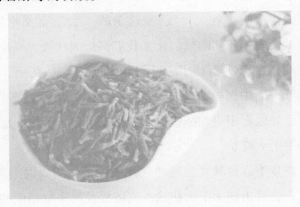

【图2.1.2.1 清热去火的莲子心】

《本草纲目》记载莲子心"清心去热"，搭配生甘草还能增强莲子心的泻心火除烦之功。如李杲所论："甘草，阳不足者补之以甘，甘温能除大热，故生用则气平，补脾胃不足，而大泻心火。"《本草化义》也指出："甘草，生用凉而泻火。"两药合用，直泻心火，则烦躁可除，睡眠得安。您可以准备莲子心2克，生甘草3克。将这两味以开水冲泡，代茶饮，每日数次。也可以直接每天5～6粒直接开水冲泡或者加粳米同煮成粥即可。

接下来重点推荐几种夏天最适合食用的排毒下火食物。

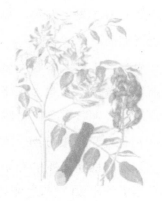

【图2.1.2.2 泻火的甘草】

最佳调味品——醋。醋在家庭烹调中是必不可少的调味品，夏季菜中放醋更是有益。夏天细菌繁殖活跃、肠道传染病增加，此时，醋能对各种病菌有较强的杀伤作用。

最佳肉食——鸭肉。鸭肉味甘、咸、性凉，从中医"热者寒之"的治病原则看，特别适合体内有热的人食用，如低烧、虚弱、食少、大便干燥等病症。

最佳蔬菜——苦味菜。俗话说：天热食"苦"，胜似进补。苦味食物中含有氨基酸（氨基酸食品）、苦味素、生物碱等，具有抗菌消炎（消炎食品）、解热祛暑、提神醒脑、消除疲劳等多种功效。

最佳饮料——热茶。茶叶中富含钾元素，既解渴又解乏。美国的一项研究指出，喝绿茶还可以减少1/3因日晒导致的皮肤晒伤、松弛和粗糙。据英国专家的试验证明，热茶的降温能力大大超过冷饮制品，是消暑饮品中的佼佼者。

最佳粥品——绿豆粥。夏天多吃粥类食品，是我国传统的保健（保健食品）方法，对身体大有好处。喝粥最好喝绿豆粥，绿豆性凉，有清热解暑的功效。用于防暑的粥还有荷叶粥、鲜藕粥、生芦根粥等。

最佳水果——西瓜。西瓜味甘甜、性寒，民间又叫"寒瓜"，很受人们的欢迎，更是瓜类中清暑解渴的首选。民间有"每天半个瓜，酷暑能算啥"的说法。夏天若有中暑、发热、心烦、口渴或其他急性热病的，都可以用西瓜进行辅助治疗。

最佳抗疲劳食物——果蔬汁。夏天四肢倦怠的时候，多喝些果蔬汁是不错的选择。因为新鲜果蔬汁能有效为人体补充维生素（维生素食品）以及钙（钙食品）、磷、钾、镁等矿物质，可以增强细胞活力及肠胃功能，促进消化（消化食品）液分泌、消除疲劳。

最佳防晒食物——西红柿。根据国外相关科学家的研究结果发现，多吃西红柿可防晒。如果每天食用40克西红柿酱，被太阳晒伤的风险将减少40%，之所以有这样的效果，科学家认为，可能是番茄红素在起着主要的作用。

除上述的心情平复法和饮食调理法以外，按摩穴位也不失为一种清心火的好办法。头部的神庭、百会和太阳穴，手上的合谷穴（平常大家所说的虎口）以及脚背上的太冲穴，均有调整肝经气血运行、降心气的作用，十分适合工作忙碌一天后用来放松身心。

其实，除了按摩以上几个穴位，平时多多拍打身体各处的"窝"，也可帮助解热去火。而所谓的"窝"主要是指腋窝和腘窝。

其中，腋窝也就是俗称的"胳肢窝"，这里的穴位叫极泉，此穴位于腋窝顶点有脉搏的地方。拍打的具体方法是：左手上举，手掌向上，用右手手掌拍打左腋下；再上提右手，用左手这样拍打，每次拍打30~50次，5遍。

而腘窝则位于膝关节的后方，屈膝时呈菱形。如果有中暑迹象，拍打腘窝，取坐位或俯卧位，自己或请家人用两手虚掌着力，连续拍打两侧腿弯部（即窝处），反复拍打100~200次。此外，人们还可以拍打肘窝、肚脐、腰骶窝等。

可以说，上火的情况是比较常见的现象了，而之所以有更多的患者，主要是因为当下人们的生活习惯不合理，比如熬夜，吃辣。此外，越来越大的工作生活压力更是有力的促发了上火程度和普遍度。

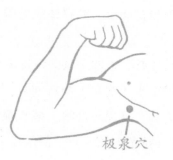

【图2.1.2.3 极泉穴位置】

　　所以，在平时，人们也需要加强去心火意识，多吃清淡食物，控制自己的恶劣情绪。到了夏季，因为外界火气加重，我们就需要用更加有力的措施来完成排毒工作，要不然，本来火气就已经够旺了，夏季不注意排解，岂不是会出现火上浇油的危险情况？

第三节　秋季排毒防秋燥

　　在中医看来，秋季是一个外邪颇多的季节，而且因为大自然和人体都需要进行一场能量转换，即由阳气旺盛转向阴气渐强。可以说，这个时候人体内部就是一场大反转的过程，如果人们不能做好"安抚"工作，就会导致体质不佳，面对复杂多变的外界环境，更容易出现力不从心的应对状况。

　　总的来说，从初秋到深秋，人们需要预防的外邪有这样几种，湿邪、风邪、燥邪、寒邪。其中，影响程度最深，时间最长的当属燥邪和风邪。如能做到心中有数的话，我们在秋季排毒的时候才更有针对性。

　　立秋作为秋天的开端，从养生角度上看，这时自然界的阳气变化开始从"长"的状态转变为"收"的状态。这时饮食调养上宜补养脾胃，这样做既是为冬季积蓄能量、贮存体能的需要，也是对夏季损耗的弥补。

民间常说，立秋后还有二十四个秋老虎，说的就是农历七月的天气仍热。而且这段时间雨水比起夏天会特别多，常常暴雨成灾，在八月上旬还有可能洪水为患，这段时间地上多水湿，天上有烈日，湿热交蒸，合为湿热邪气，《黄帝内经》言"湿气通于脾"，从中医学上来看，湿和热都是导致人体发病的六邪之一，湿热之气进入人体最易出现脾气被困的病症。

不过，立秋后的湿热情况也不会持续太长时间，一般来说，处暑过后天气转凉，天气开始转入秋季。中午热，早晚凉，昼夜形成较大的温差。昼热夜凉的气候，对人阳气的收敛形成了良好的条件。因此，养生应注意以下几个方面：

一是天气由热转，人体内阴阳之气的盛衰也随之转换，此时人们的起居作息也要做相应的调整，须早睡早起。

二是处暑要预防"秋燥"。一般来说，人体感觉最舒适的空气相对湿度是40%～60%，过高过低都会感觉不舒适。由于秋天空气中的水气含量小，其相对湿度下降，特别是空气的相对湿度低于30%以下时，人们就会出现所谓的"秋燥症"及感觉到皮肤干涩粗糙，鼻腔干燥疼痛或口燥咽干，大便干结等，这时就需要及时的采取预防措施来避免发展为疾病。

中医认为："春夏养阳，秋冬养阴。"为什么要在秋冬养阴呢？这好比一株干渴的鲜花，春夏养阴犹如中午浇花，浇下去的水分会被蒸发掉一大半，而秋冬养阴就好比傍晚浇花，同样多的水分不但不会被蒸发，还可兼得晨露的滋养。所以秋冬养阴效果最好。而具体到处暑时节，该如何来养阴呢？

大家不妨先来看看这个"燥"字，从字形上分析可见，其左边是一个火，上边三个口，下边一个木。而三个口是不是就像肺泡一样呢？

燥，就是在一堆木柴上点火，烘烤着肺，所以，这个季节最容易损伤人的体液。在中医看来，此时一定要多吃些能滋阴润燥的食物，如银耳、藕、菠菜、鸭蛋、蜂蜜等，以防止燥邪伤害人体的阴液。

另外，秋季里有一个非常著名的养阴法则，叫"少辛增酸"。意思就是，用增酸的方式来收敛过旺的肺气，用少辛的方式来减少肺气的耗散。

"少辛增酸"的效果究竟如何？早在宋朝的时候，刘义庆所著的《世说新语》中有这样一个故事。

有一年夏天，曹操带兵打仗，将士们走了很长时间都没有水喝，非常口渴，可周围一点水都没有，怎么办呢？曹操心眼多，心想：这样下去可不行。于是他站在一个很高的地方对将士们大声说："这条路我走过，前边不远的地方有一大片梅林，梅子又多又大，我们赶快去那里吃梅子吧。"其实根本没这档子事，可大家听曹操这么一说，马上都想到梅子的酸味，人人嘴里都不禁流出不少口水。一下子都不渴了，于是大家都很积极地往前走，盼望马上就能吃到梅子。大伙终于走出了这片大荒原，赶到了目的地。这就是成语"望梅止渴"的由来。

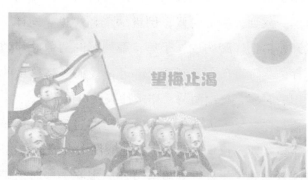

【图2.1.3.1 望梅止渴】

这则故事说明了一个什么问题呢？说明酸性食物是有非常强的滋阴效果的，通过吃酸性的食物，便能够缓解我们身体的旱情，甚至还没有吃到嘴里，润燥的效果就已经出来了。所以，处暑的时节应当多吃些酸味的水果，而像西瓜这类大寒的瓜果，则要少吃和不吃了。

而少辛的原因，同样是为了减少肺气的耗散。大家都知道，吃过于辛辣的食物会导致人体发汗，这是因为味辛的东西都有发散的作用，能刺激人体肺部的阳气通过汗液从体内发泄出来，阳气发散了自然身体也就凉了。所以说，处暑之后不应该吃一些味辛的东西，比如辣椒、花椒、生姜等辛热食物，更不能吃烧烤食物，防止加重秋燥的症状。

既然少辛增酸是秋季的一大饮食原则，那么在处暑时节，常见的酸味水果除了稍晚一些的山楂外，最常见的莫过于葡萄了。不过需要提醒的是，葡萄属寒性水果，因此一次不宜吃得太多，一般认为：成人每天以不吃超过 200 克为宜，而孩子一天别超过 50 克为好。此外，吃葡萄后不要立即喝水，否则会腹泻。因为葡萄本身有通便润肠之功效，吃完葡萄立即喝水，胃还来不及消化吸收，水就将胃酸冲淡了，葡萄与水、胃酸加速了肠道的蠕动，腹泻也就产生了。

除了直接吃葡萄外，也可将葡萄制成膏来吃。具体做法是，生葡萄 2500 克洗净，再用水泡一两个小时，然后晾干。再带上一次性的手套，把葡萄用手挤碎，去皮、去核，只留下葡萄汁就可以了。把葡萄汁放在锅里熬，熬到很稠的时候，倒进一个杯子里。同样，将 500 克蜂蜜用锅煮开，再把蜂蜜倒进杯子里，跟熬好的葡萄汁拌匀，最后放到冰箱里贮存，"葡萄膏"就制成了。可替代那些高热量的碳酸饮料润燥止渴。用的时候，每次两勺，用水冲服就可以了。

当然，葡萄并非是人人皆宜，尤其是胃酸过多、痰热咳嗽、胸闷咳喘者，不宜多吃，不仅仅是葡萄，其他酸性太大的食物也应少吃。

除了酸味食物和水果外，处暑时节还应多吃一些时令果蔬。比如新鲜的黄瓜、西红柿、冬瓜、梨、荸荠、甘蔗、大枣、银耳、百合、蜂蜜和汤、粥等。这些都是天然的润燥食物，都具有与葡萄同样的功能，搭配食用效果更好。

秋分以后，是肠道传染病、疟疾、乙脑的多发季节。秋天特殊的气候特征也常引起许多旧病复发，因此需要大家多加注意。

金秋季节，天气转凉，昼夜温差较大，气候变化无规律，是各种疾病的多发季节。另外，雨水稀少，天气干燥，易出现口干、鼻干、咽干、舌干少津、干咳少痰、皮肤干裂等现象，此即医学上所说的"秋燥症"。

但需要注意的是，同样是秋燥症，却有温燥和凉燥之分，不能一概而论。怎么来区分这种燥邪所引起的不适呢？一般而言，从秋分开始，人们的秋燥症状多属于凉燥。秋分之前有暑热的余气，故多见于温燥；秋分之后，阵阵秋风袭来，不仅使气温变化剧烈，而且使气温速降，寒凉渐重，所以多出现凉燥。

而在预防方法上，也各有不同。由于温燥是由热邪和燥邪侵犯肺部所致，所以应以清热润燥为主。而凉燥多由于寒邪共同侵犯肺部所致，因此除了润燥外，还应吃一些温性的食物。

下面，编者给大家介绍两种食物，以作预防燥邪犯肺所用。

第一种食物是梨，梨对于对热燥所引起的各种秋燥症状均有很好的预防和治疗功效。

梨能退火，而实际功效也正是如此，孙思邈说，梨能"除客热心，止心烦"。李时珍说，梨能"润肺凉心，清痰降火，解疮毒、酒毒"。可见，梨对热性病的烦渴、咳嗽、喉痛、失音、眼赤肿痛、大便不通等症，均有良好的疗效。因此在白露这个时节，最适宜吃梨，因为白露时节的气候特点是寒热交替，湿气去而燥气来，由于气候由热转凉，空气中水分减少，而肺为娇脏，对燥气最为敏感，稍有疏忽，就会出现"上火"症状。如口渴咽痛、声哑干咳、咯血、皮肤干燥等都是肺被火气所伤、津液缺乏的症状。这个时候赶紧吃些梨，让它帮助您抵御秋燥邪气，润泽肺脏。

食生梨，可清六腑之热；熟食，又可滋五脏之阴。

梨的吃法主要有以下几种。生食：最好削皮后食用，如果甜味不够，可蘸点白糖，秋天如能每日坚持吃2个梨可在一定程度上预防秋燥。熟食：去皮后蒸煮均可，也可与红枣、萝卜、绿豆等一起熬汤吃，其治病养身的效果更好。也可将梨把儿周围用刀镟下来作为盖，掏出核后，灌上蜂蜜和贝母，再把盖盖上，放在碗里上锅蒸熟，一早一晚各吃1个，对治疗气管炎和咳嗽有一定疗效。

贝母一般有两种。一个是产在四川的、颗粒小的，像珍珠一样，所以叫做珠贝母，属百合科；另一种浙贝母产在浙江，最大宗在象山群岛，所以开方都写象贝母，象贝母就代表浙贝母，颗粒大，里面含有皂素，一般用来治疗伤风感冒，化痰。

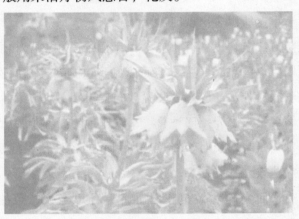

【图2.1.3.2 贝母】

需要注意的是，秋季天气渐渐转凉后，特别是秋分之后，梨就不是人人都能吃了。如果秋分以后吃得太多了，虽然燥情可以缓解，不过寒性也会随之进入身体，到了冬季，体内的寒邪和体外的寒邪会里应外合，就得不偿失了。另外，梨性寒，吃梨过多则伤阳气。因此向患有冠心病、糖尿病、身体阳虚、畏寒肢冷者、腹胃虚的患者弱者，以及孕妇都不宜多吃梨。

那么在秋分之后，我们宜选用什么食物来对付燥邪呢？白萝卜可说克制深秋"凉燥"的有效蔬果之一。因为在中医看来，白萝卜是温性的，微微具有辣味，而且多汁，辛辣具有行气的功效，这些汁液刚好被它的行气作用所推动，可以四处去"润"我们的燥。

所以有句民谚叫："冬吃萝卜夏吃姜，不用医生开药方"，意思就是说，盛夏之时，阳气在表，胃中虚冷，胃属长夏属土，人人都知道，寒凉伤胃，加上盛夏酷热，人们又贪食寒凉，所以夏天宜吃姜；而冬月之时，阳气在里，胃中烦热，所以吃白萝卜。

白萝卜虽好，但吃时也要有些注意。由于白萝卜味辛甘，所以脾胃虚寒、进食不化或体质虚弱者宜少食；白萝卜破气，服人参、生熟地、何首乌等补药后不要食用，否则会影响药效。此外，由于食用生白萝卜产气较多，对溃疡病也不利，所以有此类疾病的患者要少吃白萝卜。

有人会认为天气干燥多喝水也可以缓解症状，从中医角度来看，这种方法依然不算是治标的好方法，甚至是秋燥的问题没有解决，反而增加了小便的次数。因为肺部出了大问题，像喝水这种"小修小补"的方法达不到真正的补水效果，所以，最好是选择一些具有润肺功能的食物。

同时，在食用有效的食品基础上还需要忌食有害食品，要尽量少吃或不吃辛辣食品，如辣椒、葱、姜、蒜、胡椒等燥热之品，少吃油炸、肥腻食物，以防加重秋燥症状；不宜喝酒、抽烟，保持口腔卫生，经常漱口。

此外，在生活习惯上，还需要加强锻炼，以提高肺部生理功能及免疫力；保持平和心态，避免情绪波动受到刺激而"上火"；保持科学的生活规律，比如早睡早起，按时作息，避免熬夜，定时定量进餐；注意营造温度适宜氛围温馨的环境，比如在室内种植花草，调节空气温度和质量。

第四节　冬季御寒排肠毒

很多人习惯在冬天开始进补身体，该行为的依据据说是冬季是收藏收纳的季节，此时进补最能被人体收藏起来。而这种意识似乎已经达到了全民共识的程度，导致一到冬季，各种进补食品和药品就进入寻常百姓家。

在冬季补养的时候，我们需要始终铭记一点，那就是切勿补得太多，太杂，同时，更重要的是，我们需要在补养过程中坚持一个排毒行动——排肠毒。之所以需要坚持这一点，是因为人们进补的补品有可能无法得到吸收产生堆积，其产生的毒素将进一步影响到人体健康。

其实，冬季收藏的思想是没错的，因为《黄帝内经素问·四气·调神大论》有这样的记载，冬三月，此谓闭藏，水冰地坼，无扰乎阳，早卧晚起，必待日光，使志若伏若匿，若有私意，若己有得，去寒就温，无泄皮肤，使气亟夺，此冬气之应，养藏之道也。逆之则伤肾，春为痿厥，奉生者少。而这段话就是在说冬季需要减少不必要的活动，同时可以适当增加能量摄取，来补养身体。

虽说冬季适合进补，可以人们一定要注意度的问题。要知道，立冬之后，大自然开始变得阴气旺盛，阳气低弱。立冬以后，大自然阳气开始逐渐增长，阴气开始逐渐减退。这个时候，人体的阳气也就随着自然界的变化而潜藏于内，所以，养生应该随着自然界闭藏之规律，要藏阳、养阳。

但阳气少的另外一个弊端就是不能提供足够的消化能力，因为阳气是保证生发的力量，而阴气的特点是沉闷的，不爱动。如果在冬天盲目地增加营养物质的摄入量，那么一定是会发胖的。最明显的一个例子就是很多人过个农历新年，能长胖不少，少则三五斤，多则十余斤，为什么有这样的现象呢？想来也不难理解，冬天人们因为外部环境和自身原因，活动量不多，而过新年的风俗之一就是吃好的喝好的，这些食物都是高营养的物质，要充分吸收消化是不容易的，需要时间的。而人们在短时间内食用高营养食物自然会出现营养堆积，也就会发胖。

所以，冬天进补没有错，但是我们一定要适度地食用合适的进补食品，而且更重要的是，进补的同时要记得排毒，将多余能量排出去，不将这些废物排出去，就会加重身体运化的压力，反而因此出现各种不适之症。而冬季排废物主要是润肠。

我们知道，人体的小肠负责吸收食物中的营养成分，大肠负责分解，并将垃圾物质送出体外。而冬季润肠，一方面是给肠胃一个舒适的环境，帮助它们正常工作，提高效率，另外一方面则是促进人体毒素的外排，避免体内沉积毒素。

要说到润肠的具体方法，首先是要控制饮食量，尤其是摄入的高能量食物，此外则是多吃一些有助于肠道蠕动消化的食材。比如中医就认为土豆能健脾和胃、通利大便，而西医营养学家也指出，在所有蔬菜当中，富含膳食纤维最多的是根茎类的蔬菜，比如土豆、红薯、莲藕、竹笋等。

接下来，编者集中推荐几款很适合冬季润肠的食材和膳食。

白木耳粥

准备粳米 250 克，白木耳 15 克，加水适量，共煮成粥。

白木耳是秋季滋阴、润肺、生津的滋补佳品。这款白木耳粥具有润肺止咳、益气补肾的作用，因此很适合用来治疗阴虚内热燥咳、气阴两虚等症。

黑芝麻粥

制作方法：将黑芝麻淘净晒干后炒熟研细，每次取 25 克，投入以100 克粳米煮至将熟，加蜂蜜 1 匙，熬至粥稠食用。

此粥能滋养五脏，润燥通便，因为黑芝麻具有润肠通便、益五脏、壮筋骨的作用，所以很适合用来治疗肝肾不足、虚风眩晕、风痹、大便干结、病后虚弱、须发早白、妇女产后乳少等症。

苹果粥

先准备苹果 500 克，西米、白糖各 100 克，加水适量，共煮成粥。

苹果粥具有生津、润肺、除烦、解暑、健胃等作用，适用于气力不足、反胃、消化不良、肠炎痢疾、大便干结、高血压等。

菊花粥

取菊花 30 克，粳米 100 克，先将菊花煎汤，取汁加米煮成粥即成。

菊花粥具有散风热、清肝火、明眼目等作用，适用于秋季风热型感冒、心烦咽燥、目赤肿痛等病症，对心血管疾病也具有较好的防治作用。

枸杞粥

准备枸杞 30 克，粳米 100 克，加水适量，同煮成粥即可。

枸杞粥具有滋补肝肾、明目补虚的功效，因此很适合用来治疗中老年人肝肾阴亏、视物模糊、腰酸腿软等症。

胡萝卜粥

准备胡萝卜 150 克，去皮后清洗干净，切成碎末，与适量大米共煮成粥。

中医认为，胡萝卜性味甘、平，具有下气利胸膈、补中安五脏的功效，此粥适合用来治疗便秘、肠胃不适、饱闷气胀、消化不良等症。

土豆粥

土豆 100 克，去皮，清洗干净，切成小块，和 100 克大米共煮成粥即可。

中医认为，土豆味甘、性平，具有健脾和中、益气调中的作用，这款土豆粥很适合用来治疗胃燥、胃痛、便秘等症。

冬天虽冷，但千万不要因为冷就不去锻炼。因为经常参加锻炼，来活动活动关节，不至于因为不运动，而导致气血走到这儿就被风寒湿邪所阻。从现代医学的角度来说，若经常运动能促使肢体血液循环，使病患部位的血液循环得到改善，还帮助食物运化，排除毒素，增强体质。在此介绍几种很适合冬季的六种运动养生排毒法。

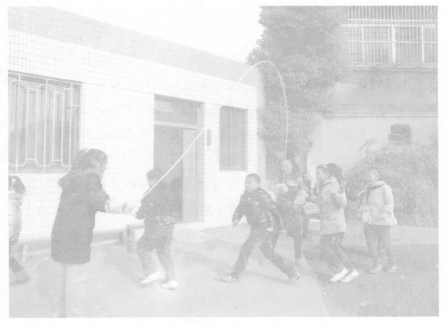

【图2.1.4.1 坚持冬日运动】

羽毛球

羽毛球能够让人眼明、手快，全身得到锻炼。不但可以强身健体、减肥塑身，预防颈椎病，还可以促进新陈代谢，使体内毒素随汗排出。羽毛球适合于男女老少。

运动量可根据各自年龄、体质、运动水平和场地环境的特点而定。青少年可作为促进生长发育、提高身体机能的有效手段进行锻炼，运动量值为中强度，活动时间以40～50分钟为宜。老年人和体弱者可作为保健康复的方法进行锻炼，运动量宜小，活动时间以20～30分钟为宜。

出汗后盐分丧失，容易使细胞渗透压降低，导致钠代谢失调，发生肌肉抽筋等现象。所以运动之前 10—15 分钟，要适当喝水，大约控制在 450 毫升到 600 毫升左右。运动时每 10—15 分钟，要再饮 150 毫升到 240 毫升的水，即使不渴也要喝，以蜂蜜水加点盐为最好。如果运动超过 1 小时，应喝甜的饮料。

健身球

此运动能调和气血、舒筋健骨、强壮内脏、健脑益智，且运动量小，不受场地、气候的限制，若能经常坚持练习健身球，对偏瘫后遗症、颈椎病、肩周炎、冠心病、手指功能障碍等疾病均有较好疗效。由于铁球与手掌皮肤的频繁摩擦，也会因静电及热效应的产生，起到增进血液循环，治疗周身各部位疾病的作用。

长时间把玩健身球，通过指掌运动，还可以使手指、手掌、手腕弯曲伸展灵活，促进指、腕、肘等上肢肌肉的运动，可防止和纠正退行性病变所致的上肢麻木无力、颤抖、握力减退等症状。在把玩保健球的时候，可以使人的思想集中于手上，排除各类杂念，消除紧张状态，使大脑得到放松。

跑步或骑车

每周至少要进行一次跑步或骑车运动，挥汗如雨，以便体内毒素随汗液排出。汗具有排泄体内疲劳物质或对人体有害的重金属、毒素的重要作用。每天跑 30 公里以上的马拉松手，自体内深处排出大量汗水的同时，亦将体内累积的致癌物质排出体外，彻底去除癌症的根源，因此马拉松选手得癌症机会就减少了。

健康人排毒不应依赖于保健品，而应着眼于改变生活方式，树立健康的营养观念，平日注意运动，适当地跑步和骑车，出出汗。跑步和骑车可以增加人体内超氧化物岐化酶的活性，及时清除氧自由基，从而起到抗衰防老的作用。可以使上下肢的肌肉得到锻炼，由于跑步和骑车时，腿不停地蹬地向前，所以使上肢、下肢肌肉都能得到锻炼。

瑜伽

练习瑜伽前无需喝太多水，运动出汗后应立即补充水分或盐分。练习时间应根据个人体质来定，一般初学者在 30 分钟左右为宜，切忌过量甚至超负荷练习。

运动后，人体因体液流失或高温环境也许会造成短暂性的大脑缺氧，避免马上洗冷水澡、吹空调或喝冷饮，经过短暂休息和补充水分后方可洗热水澡。

散步

快走易于掌握，不受时间和场地的限制。平地快走对膝关节、踝关节的压力小，适合包括老年人、体弱者、严重肥胖者等几乎所有人。装备也很简单，只需一双舒适合脚的运动鞋。每个人可根据自己的年龄、体质、疾病的轻重不同，摸索出适合自己的运动量。总的原则是以不疲劳、每次活动自觉微微出汗为度。如果你的身体健康，觉得不累的话，你大可以淋漓大汗，尽兴致而走。

在锻炼过程中，若感到肝区部位胀痛、全身乏力不适，应停止运动，平卧休息，增加肝脏血流量，以减轻肝脏的负担。运动后如果食欲好转，身心愉快，乏力减轻，肝功能改善，则可在此基础上量力而行地增加活动量。

从中医的角度来看，冬天感冒大多数为风寒感冒，则风寒之邪侵入体内，肺气失宣造成的。什么意思呢？我们都知道，自来水是通过水管把水送到千家万户，但是当水管中堵塞着别的东西的时候，水自然也就不可能顺利地从水龙头中流出来，同样的道理，当风寒之邪侵入体内的时候，就阻挡了人体与外界交流的通道，从而导致人体内的气体能量不能通过毛孔宣泄出去，就会产生怕冷、头疼、流鼻涕、发烧、浑身酸痛、甚至咳嗽的症状了。

在寒冷的冬天，我们该选择何种"武器"来抵御风寒感冒的侵

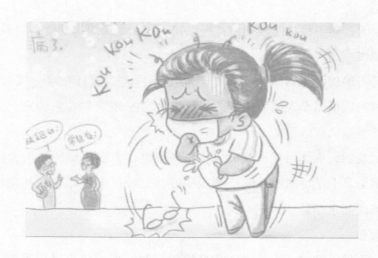

【图2.1.4.2 人人都会得的感冒】

袭呢？

不妨每天晚上给家人或自己熬点"神仙粥"喝，在寒冷的冬季给自己添加一件抵挡风寒的外衣。做法很简单，糯米50克，连须葱白5段，生姜3片，食醋15毫升。先把糯米淘洗干净之后与生姜一起放入锅中熬煮，煮两开之后再放入葱白，等粥快熟的时候，放入米醋，再熬粥一两分钟即可出锅。在这里您需要注意的是，这款粥可不能等到凉了的时候才吃，最好趁热吃，吃完后便躺在床上盖好被子静卧，以免再感风寒，直到身体有汗发出。

它之所以叫做"神仙粥"，其实主要原因是此食疗粥品对风寒感冒有特效，如对因风寒感冒而引起的头疼发热、怕冷、浑身酸痛、鼻塞流鼻涕都有很好的功效。其实，这个小方子是中国中医研究院著名老中医沈仲圭的经验方，沈老在《食物疗病常识》中是这样描述神仙粥的："神仙粥专治风寒感冒暑湿头痛，病四时疫气流行等，初得病三日，服之即解。"需要注意的是，神仙粥专为风寒感冒者所致，像夏季的风热感冒，则没有太大的效果，最好不要食用。

为什么只是一些简单的生姜、葱白、食醋及糯米就对风寒感冒有如此效果呢？何种原因？就单单从这个方子中的生姜我们就可以窥探一番。生姜，在神仙粥中可谓是一味主药。中医认为，生姜性味辛、温，入肺、胃、脾经，有温肺止咳、发表散寒的功效。

《红楼梦》第五十二回中这样写道："这天宝玉已醒了，忙起身披衣。小丫头便用小茶盘捧了一盖碗建莲红枣汤来，宝玉喝了两口，麝月又捧过一小碟法制紫姜来，宝玉嚼了一块。"这里的紫姜就是新收获的生姜，因尖部发紫而得名，宝玉嚼法制紫姜为的就是在冬天早晨出去的时候不受风寒。另外，葱白也具有发表的效果。它像一个勤劳的修水工一样，堵塞在身体毛孔的风寒都被它驱逐了出去。

所以，冬天感冒时，千万不要忘记给自己以及家人熬一锅热乎乎的神仙粥。另外，在这里教您一个暂时缓解因为风寒感冒导致鼻塞的小方法——按摩迎香穴。

迎香穴位于鼻翼外缘处。当因为感冒而觉得鼻子堵塞不通时，先将两手搓热，再用掌心贴住脸颊，自上而下又自下而上地搓面 50 次左右，直到面部有火热感，最后再用两食指指尖按住鼻子两侧的迎香穴位置，连续按揉 64 次。

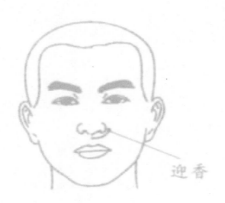

【图 2. 1. 4. 3 迎香穴位置】

人们要知道，位于鼻子两侧的迎香穴，乃是大肠经上的穴位。中医上说，肺与大肠相表里，按摩大肠经，自然也就会疏通肺部，让鼻子呼吸到新鲜的空气了。您可不要轻视了这个小小的动作，不但可以使头脑清醒，缓解鼻塞，并且还可预防感冒。

选择一些清淡的食物，和膏粱厚味的食物和着一块吃，可以让脾胃慢慢适应由高蛋白食物逐渐过渡到高纤维食物。唯有让肠胃通畅，人们才能有空间吸收各种营养物质。

这就是中医学中"通"的思想，具体到实践中，便是通过清淡饮食来排肠毒，首先可以防止食物堆积，能为补品进入人体提供空间；另外，也可以预防宿便堆积、便秘等情况的发生。要知道，一旦人体最直接的排泄器官出现问题，人们离患病也就不远了。

第三章 深度排毒：脏腑排毒很重要

中医认为，人体的各个器官都有或多或少的排毒作用，这些器官和系统的协调工作可以保证人体处于平衡和谐的状态，若身体存在毒素，尤其是毒素过多的话就会使脏腑超负荷运转，如此一来，毒素不仅会妨碍它们完成任务，沉积无法被排出体外的毒素更会慢慢损害某些器官，使之变得衰弱，最后导致身体的全面崩溃。所以，人体自身排毒受各种因素的影响能力是有限的，必须靠外力帮助解决。

同时，五脏排毒法的运用需要和时辰、季节因素结合起来，因为，在中医看来，不同器官的工作时间是不一样的，唯有在它们工作的时候进行排毒工作，才能更有针对性，且效果才更显著。接下来，编者将按照时间顺序，依次介绍五脏排毒法的运用。

第一节　饮食养生助力大肠排毒

在现代养生理论中有这样一种说法，即肠道排毒法。之所以有这样的说法，主要是因为人们发现如果排便不正常，当然，尤其是便秘症状很可能就是毒素残留在体内的重要方面。毕竟，人体向外排泄废物的渠道不算很多，基本是以清浊两便为主，同时还有毛孔排汗等方式。

而排便不正常的话，人们吃下的食物经过消化吸收后，剩余的垃圾物质只能堆积在体内。试想，将垃圾放在不经打扫的屋里，时间久了还会出现发霉等迹象，更何况堆积在人们体内呢？因此，通过肠道来清除体内垃圾物质很有必要。

大肠，可谓是人体排污的一个终端部位。

《素问·灵兰秘典》认为："大肠者，传导之官，变化出焉。"什么是"传导"呢？从字面上理解，即传化和疏导的意思。所以，卯时当令的大肠经，它的功能就是传化糟粕，及时将人体内的垃圾清理出体外。

食物进入人体后，会在小肠完成消化并升清降浊的工作内容，水谷精微等营养物质经过脾的运化而布散全身，供养脏腑；食物残渣则会下降至大肠。大肠再进行最后一道加工程序，即将残渣中的部分水液吸收。这样，经过燥化后的糟粕便成为大便，通过"魄门"，也就是肛门，排出体外。

直接向外排出垃圾物质，所以大肠的功能真心不可小觑。数据显示，大便中的毒素占到了人体所有毒素的50%左右，假如体内这些"垃圾"不能及时排出，一定会给细菌提供繁衍温床，时间长了，人体就会生病。这些不能被及时排出的废物被汉代大医学家张仲景称为是"宿食"，也就是长时间停留在人体内的大便，并指出其会诱发多种疾病。

中医还有一个说法是，"大肠与肺相表里"，首先两者是一表一里的对应关系，表就相当于是门面，如果门面受到伤害，里面也会有危险；其实这也体现出两者密不可分的辨病关系和保养准则，帮助人们树立整体保健的常识。根据大肠与肺相表里的说法，大肠经出了毛病，肺自然也会受到连累。肺主皮毛，若大肠经出问题人们的脸上就会冒出许多小痘痘，面色也会变得黯淡无光。

对于便秘与腹泻来说，通常认为：体内有热时，造成的就是便秘现象；体内有寒时，就可能造成腹泻现象。但实际情况不只这些，要确定是哪些病症原因，还需要请医生诊断。

对于那些便秘不算严重的人来讲，食物是治疗便秘的最好药物。可以多吃润肠、滑肠、含纤维素较多的食物。其中，核桃就是通便的法宝。在此，有一个巧食核桃治疗便秘的方法。即取核桃仁、芝麻仁各30克，捣烂后用开水冲服。这两种食物均含大量油脂，有助于润肠，可消除便秘宿疾。如不捣烂，可直接口嚼少量，嚼极碎后吞下也可。

中国饮食文化很多时候是与养生文化分不开的，在保养大肠经方面，就有不少值得读者知晓的药膳良方，比如当归羊肉汤。

在此，编者介绍一些当归羊肉汤的做法，用料很简单，即500克羊肉，30克生姜，5克当归。

制作流程是，首先将洗干净的羊肉放入沸水中焯一会，待其血水去除后捞出备用；去除羊肉筋膜将其切成小块，同样切几片生姜；将羊肉、姜片和当归同放锅中，同时加入适量清水、精盐和料酒；然后用大火煮开再改小火煨两个小时，最后撒上葱花即可起锅。

据资料记载，这款当归羊肉汤的药膳出自《金匮要略》。中医认为，羊肉性温，可温中补虚，因此对气血亏损、阳气不足之症有很好的补益效果；当归有养血补血的良好功效；生姜则可以温中散寒、发汗解表，三者共用的话可以重复发挥滋补气血和阳气的功能。

因此，每周喝一碗当归羊肉汤，就可以在享受食物美味的同时获得温补气血，滋补脾胃的功能，增强肠道排除身体毒素的机能，可谓是一道治病养身的好食材。但是，当归羊肉汤比较温热，因此平时属于燥热体质的，如爱上火，或者是处于感冒发热阶段，有咽喉疼痛症状的人，也不适合服用这款当归羊肉汤。

第二节 防燥邪，切断肺毒来源

进入深秋，天气会变得天高云淡，但空气湿度也变得越来越干燥，尤其是随着后期降水量的逐渐减少，久晴少雨，再加上金风时吹，天气肃敛，秋季会明显呈现出"秋燥"的特点。

可以说，燥是秋天的主气。这点可以从《黄帝内经》中看出——"西方生燥，燥生金。"从五行理论中知道，秋季对应西方，对应金。

秋天燥邪是肺毒的主要来源，有温燥与凉燥，秋天开始时是温燥之毒，快结束时是凉燥之毒。那么如何对付这些毒呢？肺是管理皮肤的，自然可以利用皮肤来排毒。而一种常用的方法就是排汗解毒法，即让皮肤痛痛快快的出一身汗，让汗液带走体内的毒素，这样肺就会清爽起来。最适合排汗的方式是做有氧运动，如步行、快走、慢跑。游泳、骑自行车，打太极拳等，通过这些运动能加强肺腑的排毒功能。

中医认为，"涕为肺之液"，如果不断流鼻涕多是肺凉燥之毒。此外"肺在窍为鼻"，比如嗅觉失灵、声音沙哑、失音等也常常都是肺毒。白色对应肺，所以秋天排肺毒养肺要多吃润燥的白色食物，如梨、藕、杏仁、贝母、百合等，食用这些食材都能起到收敛肺气、排毒的作用。

《素问·灵兰秘典论》指出："肺者，相傅之官，治节出焉。"那什么是"相傅之官"呢？"相傅"这个官职在古代就相当于宰相，主管国家的政务事宜。"治节出焉"就是"节制、调理"的意思。肺的职能就是协助"君主"心的工作。可见，肺在五脏中的重要地位。

寅时也必须保持睡熟，因为肺经宣发、肃降的功能需要通过深度睡眠才能更好地完成。肺主一身之气，寅时肺经当令，对全身的气血重新进行分配，其特点是"多气少血"，所以人在此时一般会睡得很踏实。如果在此刻经常醒来，那就是身体在向我们发出预警信号了。

寅时也就是凌晨的 3 点至 5 点，此时肺经当令。肺为"相傅之官"，能朝百脉。寅时全身气血都流注肺经，此时"相傅"就担负起了"均衡天下"的责任，对全身的气血重新进行分配，所以，此时最忌打扰的就是肺。此外，如果其他器官此时比较活跃的话，肺就不得不多分配给它一些气血，这样就很容易导致气血分布不均。这种现象十分危险。所以，为了能使肺正常工作，寅时各器官都必须进入"睡眠"状态。

寅时，这位"相傅"一直忙着调兵遣将。肺能"朝百脉"。全身的气血在此时都要流注于肺经。肺的作用就是宣发和肃降。宣发是指在肺气的推动下，使气血津液输布于全身，内养脏腑外润皮毛。肺宣发功能正常，则百脉通顺。肃降是指肺气宣清宜降，使气和津液下行，以保证水液的运行并下达于膀胱而使小便通利。通过肺的"宣发"和"肃降"，人体气血得到了重新分配，人体各器官的机能才能正常。寅时是阳气的开端，人体气血由静变动，这时全身器官都要休息，只有这样，肺才能合理地分配气血。所以，此时人体不仅要睡，而且要熟睡。

如果寅时不入睡会有什么后果呢？那就会干扰肺对全身气血的输布。因为处于深度睡眠状态的人体，身体各个器官相对是平衡的。如果此刻某个器官过于活跃的话，为了维持它的正常功能，肺就不得不多分配给它一些气血。这样就会导致气血分布不均，这对人体是很危险的。比如一些老年人，凌晨四五点钟就会醒来，便是因为体内气血过于虚弱，肺进行气血分配时有些力不从心，于是出现了早早醒来的现象。所以，寅时应该是人们睡得最踏实的时候，只有这样才能保证肺的输布功能恢复正常。

中医认为，肺气与秋气相通应，肺气在秋季最旺盛。此时，肺的制约和收敛功效强盛。到了秋天，人体的气血运行也随"秋收"而衰落，逐渐向"冬藏"过渡。因此，人也应当顺应秋气而渐收。如果不收，肺脏很容易受到干燥气候的伤害而患上肺热病，此时病人右脸颊会显得通红，肺气过盛，面色枯槁，胸背和四肢都会感到疼痛，严重的会导致慢性哮喘和肺气肿。如果肺脏阴气重而阳气弱，人的身体就会变得黝黑、虚弱、怕冷，很容易感到劳累，在情绪上表现为忧伤、悲愁，容易扰乱精神，人体会有一种说不出的不适感。

那么，秋季养肺如何收呢？《黄帝内经》："秋三月，此谓容平。天气以急，地气以明。早卧早起，与鸡俱兴，使志安宁，以缓秋，收敛神气，使秋气平，无外其志，使肺气清，此就气之应，养收之道也。逆之则伤肺，冬为飧泄，奉藏者少。"

在生活作息上，首先坚持早卧早起，与鸡俱兴。

秋季，人们应该"早卧早起，与鸡俱兴"。即，要早睡早起，起床时间要比春季稍晚一些，大体以与鸡活动的时间一致，鸡叫的时候也就是天刚刚亮的时候。

在心志方面，坚持使志安宁，以缓秋刑；无外其志，使肺气清。若说秋季心境的保养，最重要的一点就是不能悲秋，秋季本身属于万物凋败的时期，很有肃杀之感，人们素有悲秋伤春的感情习惯，因此，秋季一定要保持心境和缓，不能过分低落。

秋季时分，精神情绪要保持安定，还要保持适度秋冻，就是"秋不忙添衣"，当然秋冻也要看情况。初秋时，暑热未尽，凉风时至，衣被要逐渐添加，但不能一下子加得过多，捂得太严。晚秋时，穿衣要少一些，有意识地让身体冻一冻，但要适度，以身体能接受为宜，这样可避免因多穿衣服致使身热汗出。汗液蒸发，阴津耗伤，阳气外泄，此时宜生肺病。

无外其志，使肺气清，就是说如果在秋天一天到晚地想事情，那么肺就不够调和了，身体就会变得不好，所以人们要收敛种种作为，保持平静。怎样才能做到安定平静呢？只能自我要求收敛思绪，控制心情，遇事不急不躁，平静自然，使肺气保持通利调畅。

倘若违背了上述法则，就容易伤害肺气，冬季还会发生顽固腹泻病。因为秋季"收"是冬季"藏"的基础，秋天阳气应当收而未能很好地收，冬天阳气就会应藏而不能藏。

秋高气爽，正是"秋老虎"猖獗之际，要想防止肺部遭殃，做到科学护肺、养肺就可以按照中医理论，在饮食上吃些白色食品。因为中医认为，白色入心，平常多吃百合、秋梨等有滋阴润燥功效的食物，对预防秋燥伤肺是有很好效果的。

为什么说"秋燥伤肺"呢？因为，二十四节气中有一个叫"白露"的节气，是秋季的典型气候。古人取名可不随便，里面包含了很深的学问。"白露"期间，白天气候较为干燥，而夜晚露水却一天比一天重，凝在叶子上便成了"露"。天气干燥，人体便易失水，体内津液受到损耗，表现在皮肤上便是爱干燥、脱皮。肺主皮毛，皮毛相当于肺与外界相通的通道，皮毛失养，肺自然也会受到影响。

而肺主皮毛的中医理论也让人们知道如若皮肤不好、易瘙痒的话，排肺毒才是根本，因为皮肤憔悴枯槁以及皮肤上的诸多病症都在于肺。

现实生活中，可以看到有的人皮肤不好，看上去就如生了锈一般，晦暗无光；也有人整天的皮肤瘙痒，抓抓就舒服，不抓就难受，这其实都是肺出了问题。一个肺功能好的人，皮肤看起来应该是润泽、白皙的。相反，肺功能不好，肺中的毒比较多时，毒素会随着肺的作用沉积到皮肤上，这样皮肤看起来就没有光泽了。所以要想皮肤好，排肺毒是根本。

对此，可以准备百合、绿豆各 20 克，大米 50 克，加入适量冰糖煮粥食。百合排肺毒，绿豆养肝，大米养肺，冰糖润肺、去火。这个方子可以用于改善皮肤，也可用于皮肤瘙痒。此外，经常吃还能起到美容润肺的功效。

"便秘是百病之源"，要先把肺的内热散发出来，不能让它在里面

郁结，所以不妨准备些干的芦苇根煮水，当水喝就可以。此方的来源是根据中医理论，即，芦苇根能泻肺火、清肺热。

多愁善感是情志之毒，呼吸排毒就很管用。《黄帝内经》中说"收敛神气，使秋气平，无外气志，使肺气清，此秋气之应，养收之道也"。就是说秋天养肺要收敛自己的心绪，控制自己的情感，不使神志外驰，以保持肺气的平和匀整。

呼吸排毒的具体操作方法为：伸开双臂、尽量扩张胸部，然后大口吸气，大口吐气。可以站着做，也可以在慢跑、行走或做操时做，目的是吐出浊气，吸进新鲜氧气。每天只需早晚各做一次，就能减少体内残留的废气，不仅能拥有好心情，还能排出肺毒。

按照中医五行学说，肺属金，秋也属金，所以秋天之气与肺脏是相通的。肺喜润而恶燥，燥是"六淫"之一。秋高气爽，天气干燥，燥邪很容易通过口鼻皮毛进入肺。不过凡事都有利弊，秋天虽然容易伤肺，但也是养肺的好时机。

《黄帝内经》有"燥者濡之"之说，对于秋燥，可以通过各种富含水分的食物来濡养。除此之外，白色食物是首选，因为白色食物大多性平味甘，按照中医五色入五脏的原理，白色食物有极好的滋阴润肺效果。

银耳的滋补效果相当好，以前只有王公贵族才能享用，如今却已走入寻常百姓家。中医对银耳的功效也是推崇备至的，认为其有麦冬之润而无其寒，有玉竹之甘而无其腻，可谓滋阴润肺的上等佳品。这里为你介绍一款润肺四物汤。

润肺四物汤

材料：银耳5克泡发，摘去蒂头后撕成片状，大枣10枚，雪梨一个去皮切块，莲子50克，冰糖适量。

制作流程：将三者同时放入锅中，加适量水武火煮开，然后改为文火煨至熟透，加入适量冰糖，待其熔化后即可食用。

上面这道膳食中的银耳、雪梨、莲子均可润肺，大枣有养胃和脾、益气生津、润心肺、补五脏的全面功效。将这几味食材结合起来，便为润肺佳品。此汤味美，可经常服食。

第三节　胃排毒需多食五谷少食荤腥

俗话说，病从口入。这就是说，一旦人们吃的食物不对，吃的方法不对，本来不会得的病也就得了。因此，如果没有从食物选择上把好关，很容易使食物在肠胃内发生病变，时间久了，这些毒素会深深地伤害到人们的身体。

另外，吃的不合适会造成排便无力的情况。毕竟有进就要有出，如果只进不出，食物一定会在体内出现诸如霉化等现象。因此，要想帮助胃排毒就要以清淡饮食为主，在提供基本营养的基础上，保证排泄正常。

中医认为，辰时胃经当令。经过一夜的消耗，人体早就有了饥饿感受，这个时候我们就该及时给它补充营养。如果人们每天早晨都不给胃吃饱，时间久了，消化道溃疡病就容易找上门。胃是机体对食物进行消化吸收的重要脏器，"人以胃气为本"，胃是人体能量的发源地。

为什么说胃是人体能量的发源地呢？《素问·五脏别论篇》指出："胃者，水谷之海，六腑之大源也。"其意思是说，胃是储存饮食的器官，有"水谷之海"之称，是生成营养物质供给五脏六腑活动的源泉。

之所以胃能够为人体提供能量来源，这要从它的生理功能说起。胃主受纳，腐熟水谷。《类经脏·象类》："胃司受纳，故为五谷之府。"

受纳，是接受和容纳的意思。受纳于胃的水谷，在胃的不断蠕动及胃中阳气的蒸化下，使水谷变成食糜，有利于进一步消化吸收，这个过程中医称之为腐熟。

胃的受纳、腐熟水谷功能必须与脾的运化功能相配合，缺少了脾胃的正常运转，饮食的消化和吸收功能则不能正常进行，人体的生长发育、新陈代谢也就没有了物质来源。脾胃在人体中的重要性可想而知，所以中医称脾胃为"后天之本"。

胃在完成受纳和腐熟水谷之后，还要将初步消化的食物传递到小肠，在那里完成对食物精华物质的吸收。所以，胃还必须具备向下传递食物的功能——主通降。精华被吸收后，剩下的下移大肠，形成大便，排出体外。

中医称，"内伤脾胃，百病由生"。脾胃在五行中属土。要让土地化生万物，就一定要有适宜的温度。现在很多人喜欢在清晨醒来后饮凉白开以求通便，或喝蔬菜汁，说这样能直接摄取蔬菜里的营养并清理废物，有的还喝碳酸饮料。人体气血得热则行，遇寒则凝，晨起时吃喝冷的食物，必定使体内各个系统更加挛缩、血液流通更加不顺。因此早上第一口食物，应该是温热的食物。

按照中医五行学说，脾胃属土，土可化生万物。《素问·五脏别论篇》也指出："胃者，水谷之海，六腑之大源也。"脾胃好，脏腑便可得到滋养，你的身体就会硬朗；脾胃不好，小病小灾的也就不离身了。说到滋养，中国传统早餐中的一种主食非常具备滋补效果，那就是粥品，尤其是小米粥滋补脾胃的功能更加明显。

总的来说，早餐宜食五谷类主食，不宜荤腥。一般来说，起床后活动30分钟再吃早餐最为适宜，早餐应该享用热稀饭、热燕麦粥、热豆花、热豆浆和芝麻糊等，再配着少量蔬菜、面包、水果等。

其实，每个人的体质是不一样的，所以口味也不尽相同，关心胃，首先就得了解它。就像追女朋友一样，你得知道她喜欢什么、讨厌什么。只有投其所好，才能成功。对待身体也是如此。有句俗话叫"乐胃"，就是说只有吃下去的食物让胃感到舒服，它才会专心致志地去消化、吸收。

一般来说，胃喜欢什么呢？胃喜欢温热的食物。有些人贪图凉爽，尤其是在夏天，早餐时常以蔬果汁、冰红茶、冰牛奶等代替热乎乎的豆浆、稀粥。这样的做法于身体是十分不利的。尽管在短期内对身体的影响并不明显，但若长此以往，对脾胃的伤害就会很大。

关于脾胃保健的细节其实还是有很多的，不过总的方向就是食用温和的食物，多食用五谷杂粮，帮助肠胃蠕动。如果食用寒凉食物，肠胃遇冷就会凝滞，这势必会削弱脾胃的运化功能。此外，我们也不能食用荤腥油腻之物，否则会增加体内湿热之气，继而可能形成痰湿体质，更不利于食物的消化。

第四节　护腰并多服黑色食物可排肾毒

可以说，肾是最不能有毒素的器官。从中医理论我们知道，中医上所说的肾可不是西医单纯认为的肾脏，其涵盖肾脏、输尿管等泌尿系统和生殖系统，是人体生命的根本，关系到其他脏腑，所以非常重要，而且肾脏是五脏中最后衰老的器官。

既然涉及到生殖繁衍的重要内容，人们必须要保证肾脏的健康。从现实情况来看，随着人们生活压力的逐渐增加，很多城市人的结婚年龄都较晚，因此生育年龄也就较大了。我们知道，高龄生育本身就是风险较大的行为了，如果不加以保养，压力山大的人们甚至连怀孕的成功几率都很低。

根据中医理论知道，肾的府第位于腰部，左右各一个，故有"腰为肾之府"之说。肾主藏精，有"先天之本"之称，主生长、发育、生殖，为全身阴阳之根本。此外，肾主水液，主纳气。如果一个人的肾气亏损，就会表现为腰膝酸软，易生疾病、易衰老。

中医认为，肾主智。《素问·灵兰秘典论》说："肾者，作强之官，伎巧出焉。"意思是说，肾脏能藏精，精能生骨髓而滋养骨骼，所以肾脏有保持人体精力充沛、强壮矫健的功能。由于其作用强大而有力，所以说它有"作强"的职能。同时，智力与技巧是从肾脏产生的，只有精气充足，才能有较高的智力和技巧。

说肾最不能有毒素，就是因为它是先天之本，主管人的生殖和智慧，试想，如果人类没有智慧还如何进步，若没有生殖能力，还如何子孙无穷？相应的，对应到每个人自身，我们也应该将肾部排毒的事情做好，做得科学完善。

如今，肾虚似乎成了中国人的全民共患病，也许因为工作学习太累，压力太大，也许是因为"饱暖思淫欲"，甚至大部分成年人都得患有肾虚的毛病。于是，全国各地各种各样的保健品都贴上了补肾的金字招牌，大卖特卖；各类补肾食物也是火暴开卖，价格更是水涨船高。

其实，很多人是盲目跟风，根本不知道自己的身体状况，听说哪个好便买哪个吃，乱补一通。且不说所购买食用的保健食品中的确存在很多假冒伪劣产品，不根据自身状况去服药治病，已经是极大的错误了，乱吃的话，一定会吃出问题，适得其反，弄巧成拙。

所以，补肾是很有讲究的，不同的体质，不同的健康状况，不同的肾虚原因，就需要采用不同的调养方式。要知道，肾虚只是一个统称，具体的病症和原因有多种，如肾阴虚、肾阳虚、肾气虚。虽然虚一定要补，但这个"补"在中医里也只是治法的一种统称，具体操作必须是辨证施治，具体问题具体处理。

而即便是采用同一种方法，不同的人其处理效果也不尽相同，因为当中有时机和火候的问题。比如肾阳虚，按照中医理论来讲，肾阳虚是因命门火衰造成的，其典型症状是腰腿酸软无力、畏寒怕冷、手脚冰凉、性欲减退，伴随而来的还可能是精神状态不好，容易出现疲劳、夜尿多、小便清长等情况。

对于这类肾虚证的人，的确需要补肾，而且补肾的最佳时间是傍晚的酉时（从一天的角度来看）。因为酉时正值肾经气血最旺、功能最好的时候，经过申时人体泻火排毒的代谢高峰之后，肾一方面要继续做一些清理残毒的扫尾工作，另一方面则开始贮藏精华，尤其是因为命门火力不足导致的肾阳虚，最适合在这段时间来强肾壮阳。

从四季变化来看，冬天最适合排肾毒。因为到了冬天，就该主脏了，此时，动物要冬眠，花儿要凋谢，树叶为了藏，把树叶都收了回来。对于人来讲，也不例外，这个季节人也应该好好歇歇。

有言道，"冬不藏精，春天病瘟"，只有把精气藏好了，来年春天才不会生病。五行中肾属水，如果冬季养不好肾精，那来年春天的肝木就生发不起来，就会出现咳嗽、浑身不适、抵抗力下降等中毒症状。肾是人的先天之本，肾还藏着生殖之精，还有五脏的精微，生育能力不好的人都是肾不好，肾不好也会影响其他脏腑的器官。

那么，冬天到底应该如何排肾毒呢？

有人认为"春捂秋冻不生病"。秋"冻"要因人而异，不能盲目跟风，穿少了，患上感冒就得不偿失了。为了预防感冒，不妨尝试一下用冷水（水温20度左右）洗脸。此外"齿为肾之余"，保护好牙齿，就等于养肾。俗话说，"寒从脚下起"。每天用热水泡泡脚就能祛除全身的寒气。以上方法都能藏肾精，避免肾受寒毒所伤。

另外，"腰为肾之腑"，因此，把腰保养好了也很重要。对此，不妨经常搓搓腰眼，或者把两手搓热，放在腰部，用力搓30下，这样就可以增强肾功能。对女性来说，搓腰眼还能疏通带脉，预防妇科病。鸣天鼓的方法也非常利于护肾养耳。做法很简单，把两手掌紧贴两耳，压紧外耳道，然后以中指和食指交替弹击后脑，每日2次，每次至少30下。

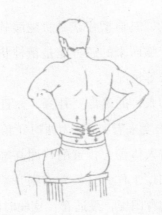

【图2. 4. 10. 1 揉腰眼】

月经量少是肾毒所致，吃山药最好。因为山药不但能补肾壮阳，还可以增强肾的排毒功能。拔丝山药是很好的一道美食，不妨尝试一下。克服疲倦，找"涌泉"来帮忙。

中医认为，易疲倦，是肾中了湿毒所致。肾水湿之毒排不出去，人就会气血运行不畅，肾脏提供的能量就会减少，于是体倦、神疲思睡、四肢无力就产生了。

克服疲倦的最好方法是趁休息时找"涌泉"来帮忙。涌泉穴在足底的前1/3处（计算时不包括足趾）。这个穴位比较敏感，所以在按的时候，要掌握好力度，以能承受为宜，一边按一边揉就可以，只要每天坚持按5～10分钟就可以见效。长期坚持按效果会更好。

《黄帝内经》称："肾出于涌泉，涌泉者足心也。"意思是说，肾经之气来源于足下，涌出灌溉周身四肢各处。只要把涌泉穴养好了，肾病就不会再犯了。此外，适当刺激涌泉穴还可以治疗神经衰弱、精力减退、倦怠感、妇科病、失眠、多眠症、高血压、晕眩、焦躁、糖尿病、过敏性鼻炎、更年期障碍、怕冷等病症。

前文说过，健忘也是肾虚惹的祸。从中医来看，肾主髓，主脑。肾气充足时，大脑供血就足，这样人看起来就会神清气爽，记忆力好。健忘，是肾脏堆积毒素过多，毒素堵了肾经，使肾气减弱所致。中医上有"气为血之帅"的说法，就是说血若流必先气行。没有人把"气血"说成"血气"也是这个道理。治疗类似与脑有关的疾病，就得从肾上下手，因为肾通于脑。治疗健忘就得从补肾入手。

从五色上来看，黑色最补肾。黑色属水，水走肾。所以补肾首选是肾之谷"黑豆"。下面介绍一款黑豆食疗方，做法很简单，取黑豆30克，甘草10克，加水煎汤服用即可。

该方曾在《本草纲目》中被提到过。其中甘草是中药里最能解毒的，黑豆最能补肾，所以只要引用这种汤，肾功能就会慢慢的加强。黑豆好处很多，但是它不适合生吃，胃肠功能差的人要少吃为好。

第五节　少生气避免肝中毒

中医认为，肝在人体中有排泄毒素的作用，比如不良情绪得不到排解的话就会出现肝气郁结的病症，"卧则血归于肝"的说法还告诉人们，夜晚优质睡眠还能为人体血液生发和分配疏通起到很好的作用。

当然，肝脏发生问题不会是瞬间形成，而是会以各种小毛病的形式出现。当然，具体病态表现和病情程度还是会根据每个人的不同体质、生活习惯等因素决定。但不得不说，平时的生活细节和身体状态还是值得我们多加关注的。

现代医学研究发现，肝，是人体最重要的代谢和解毒良将，可以说抑郁、乳腺增生、痛经、痘痘、脸色不好常是由肝毒所致。

那么，肝毒从哪里来呢？一般认为有两种来源：一，吃的太酸、太腻、太多都会给肝带来负担，降低肝的排毒功能，从而形成食积毒。二、经常生气，郁闷，就会抑制肝的疏泄升发功能，而出现气滞，气为血之帅，气滞血不通，不通则痛，所以说很多痛症都与肝有关。肝气郁滞后，肝内就会生出气滞血瘀之毒。

中医认为，人的阳气会随着四季更替出现"生、长、收、藏"的四个过程，其中从"长"转到"收"，从"藏"转到"生"的过程就是人体阳气变化的两个"极"，而这个"极"的变化，便是由肝负责管理。

　　一天中也有"极"。丑时就是阳潜藏于阴的"极"，这个时候又逢肝经流注人体。"阳"虽然释放能量，但它不可能源源不绝地供给能量，也需要适当休息。就像休息是为了走更远的路，只有通过良好休养，才能储备能量，新一天才会倍显精神。

　　中医认为，肝藏血，以血为体，以气为用。"人卧血归于肝"，意思是说，只要人们卧下休息的时候，气血就会自动回归到肝部，当然这个时刻不是随便哪个时间都可以，唯有丑时睡眠休息才是养肝血的最佳时刻。

　　正常来看，丑时也是晚上休息睡眠的时刻，不过相对于子时来讲，丑时的睡眠更注重酣睡，也就是深度睡眠的效果。而且睡得越是香甜，肝功能越能得到最好的养护。而很多现代人毫无规律的夜生活、酗酒、电脑游戏，都使肝的储藏和调节血液功能受到严重受损，肝阴血耗损明显。

　　要说到养气血，一个重大人群是非常需要做好这个工作的，那就是女人。自从出生，女性就和肝结下了不解之缘。月经、白带、怀孕、分娩、哺乳每样身体反应都需要耗费大量气血。肝就相当于人体的"血库"，只有这个仓库充盈，人体才有取之不尽用之不竭的能源。甚至可以说，女人以肝为本，想要远离妇科疾病，一定要养好肝。

　　可能很多人认为女性不是养肾为主吗，因为很多妇科疾病都与生殖系统分不开。的确，"经水出诸肾"，肾精是月经产生的根本，不过，大家还需要明白一个内容，那就是精必须转化为血，再藏于肝，注于脉，然后才能成为月经。可见，而这个转换过程中，肝有着非常重要的地位和作用，所以说，月经与肝是脱不开干系的。而这个常识也更是提醒广大女性，保养身体不能只在意肾脏功能，根据中医五行原理，肝脏甚至其他器官都应该成为人们关注对象。

对于女性来说，肝脏似乎更容易受伤。因为月经会使血处于亏损状态。血虚又会影响肝功能，所以，女性在来月经的时候出现火气大的现象也就不足为怪了。不但是月经，女性的一生几乎都与肝经存在密切联系。比如白带、怀孕、分娩、哺乳，这些内容都需要耗费女性大量气血。也就是说，只有依赖雄厚的气血滋养，女性才能完成生理功能，因此才有了"女子以血为主，以肝为养"的养生古训。

女性很容易的经期生气，情绪波动较大，其实不光是女性朋友有爱发火生气的表现，很多不同年龄段的男性同志也会有情绪失调的暴躁时刻，这是为什么呢？

中医认为，七情，即喜、怒、忧、思、悲、恐、惊是每个人都会有的情志反应。情绪的产生与身体机能有着莫大的关系，两者是相辅相成的关系，也就是说，某个部位功能不足会导致出现相应不良情绪，而这种不良情绪的产生发作也会反作用于该部位，促进该部位的病化。

当然，偶尔的情绪变化不会致病，只有突然的、强烈的和长期的情绪刺激，并且超出人体的正常生理范围，才会造成功能紊乱和病症发作。根据中医理论，怒则气上，喜则气缓，恐则气下，惊则气乱，悲则气消，忧则气聚，思则气结，继而产生疾病。而在致病的情绪中，惊恐致病最快，愤怒致病较重，忧思致病缓慢。

注意饮食能有养肝护肝的效果。比如工作间隙可以泡杯菊花枸杞茶。据《本草纲目》记载：菊花"性寒、味甘，具有散风热、平肝明目之功效"。泡水的菊花最好是杭菊花，枸杞则以宁夏枸杞为佳。枸杞也有补肾益精、养肝明目的效果。

将10克杭菊花和10克宁夏枸杞用沸水冲泡大约10分钟，可以享受到大名鼎鼎的杞菊茶。此外，根据个人口味还可以适当加入一些蜂蜜或冰糖，在完善口感的同时，还能保证护眼的效果。

从季节的角度看，春天宜排肝毒，此外，我们知道，如果毒素作用于肝的话，会产生很多症状，比如生气导致肝气郁结，以及上面提到的视力下降。可以说，肝"中毒"的表现很多，人们完全可以通过各种细节来关注自己的体质变化。

而且防止肝"中毒"的方法有很强的主观性，即人们自我调整的空间很大，因此，我们可以通过调整心态、控制不良情绪、按时睡觉等方式来保证肝的健康。

第六节　按时休息为胆排毒提供环境

中医理论认为，睡眠是养护阳气的最好办法。因为阳气是维持生命的根本，中医有"阳强则寿，阳衰则夭"的说法。如果子时人们依然熬夜不肯休息，那就会消耗掉刚生发出来的阳气，时间久了，就会导致人体阴阳不平衡，从而出现各种疾病。

《黄帝内经》认为，"夜半为阴陇，夜半后而为阴衰"。其中的"夜半"就是指子时，在这个时刻人体阴气最重，之后阴气渐衰，阳气渐长。虽然阴主静，阳主动，但子时的阴气虽然开始衰减，但总体还是大于阳气的。所以，与之相适应，此时人体最需要安静，而安静的最好方式就是睡眠，并且是安然的深度睡眠。

其实，在一天中，阴阳力量对比的互相转换还有一个时刻，那就是午时，即 11：00 ~ 13：00。午时是阳气开始衰减，阴气开始萌生，不过阳气终究胜过阴气，所以午时也需要睡眠休息，不过这种安静状态的要求并不高，时间也不宜过长，只需要简单休憩就好。而子时和午时的睡眠就是人们常说的子午觉。

子时值班的人体器官就是胆经，也就是所谓的胆经当令。当令就是"合时令、值班"的意思。子时胆经当令不是说别的器官都彻底休息了，而是相对来说，此时胆经最旺，即子时阳气开始生发，气血流注胆经，从脏腑的角度来讲就是养人的胆气。"凡十一藏皆取于胆"，如果此时胆气没能生发起来，就会影响到其他脏腑的正常功能。

除了晚上按时睡觉以外，提到胆经，有一个功效卓著的穴位，那就是风池穴。风池穴位于颈部耳后发际下凹窝内，对偏头痛、感冒、鼻塞、头晕、耳鸣等也有一定的治疗效果。有些老年人因为阳气不足，会容易怕冷的表现，有的老人是区域性地怕冷，比如颈部特别怕风，此时如果按揉她的风池穴就会有酸痛感。不过，若能坚持每天按摩双侧风池穴，对防治感冒是很有帮助的。

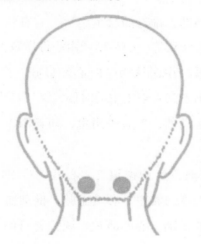

【图2.4.1.1 风池穴位置】

我们知道，睡眠尤其是晚上的睡眠可谓是人们养精蓄锐的最佳方式和最佳时间。毕竟，经过一天的忙碌后，人们需要做暂时的修整来为第二天做准备。可以说，人们一生的时间有三分之一是在床上度过的，所以，人们一定要重视夜间休息这件事。

不然，熬夜就会带来毒素沉积，时间久了，会从亚健康状态进入严重的病态。因此，我们一定要按时休息，不能为毒素的产生提供任何机会。

第七节　夏季心排毒需食用苦味食物

心脏的正常搏动主要依赖于人的心气。心气旺盛，才能使血液在脉内正常运行，不出差错；如果心气不足，就会使心血管系统内部发生动乱，心律不齐、心律失常、心绞痛、心肌梗死等病症都会有所体现。所以，心脏是人体各个器官中最重要的部分，一旦出现突发情况，人们瞬间就会出现生命危险。

中医认为，心乃助力排毒的君主之官，若有胸闷、情绪暴躁、小儿急躁、多动、舌头溃疡等症的话则皆由心毒所致。

从时辰角度来看，中医认为午时心经最旺，是心经当令的时刻。午时，就是正午太阳走到天空正中的时候，又叫日中、日正、中午等。午时是不宜做剧烈运动的，午时一阴生，动养阳，静养阴，所以此时宜静养。

《素问·灵兰秘典论》中说道，"心者，君主之官，神明出焉。"心，是五脏之首，人体的君主。心主血脉，推动血液输送全身，能够配合其他脏腑的功能活动；心亦藏神，统管全身的精神、意识、思维活动。

心主血脉具体说来，就是心通过自身的搏动和血管构成的闭合回路将血液源源不断地输送到全身各处，为全身器官提供活动时所需的养分，并带走其活动所产生的代谢产物。换句话说，心的功能旺盛则全身组织器官得到的营养就充足；反之，全身组织器官就会因营养不足而导致功能减退，甚至衰竭。

若能在午时能睡片刻，对于养心大有好处，也能使下午乃至晚上精力充沛。尤其对于高血压患者，午休最有补益。午休也有助于消化。当然，午睡时间不要太长，最多也不要超过一个小时，以修养心神为主。

从季节的角度来看，夏季最宜排心毒。中医认为，夏天属火，通于心气。而且，夏天还有一个明显的特征"白天长，黑夜短"。这也能说明人有必要养心之阳气。白天工作时间长了，心气损耗就多，这时养阳就要早睡。

说道夏天如何排毒养心的问题，建议首先进行适量运动，主动出汗，且是出微汗。中医有"汗为心之液"，夏天属阳，阳主外，所以汗多，这时不要闭汗，应多到户外活动一下。在每天阳光最好的时候，外出活动一下不但能避免酷晒，还能杀菌，特别适合养生。

其次，在饮食上可以选择苦味的食物。中医认为，红色、苦味对应心脏，所以夏天养心要吃点苦味，吃苦瓜、莲子心最好，对清心火、祛热都有好处。此外，多吃红色蔬果，像番茄、西瓜等。如果想吃点肉，最好选择性寒凉的，鸭肉做好，鸡肉也可以吃一些。

苦瓜治心毒，小儿急躁、多动等。中医里心对应火，掌握着血脉的运行，当心火上升时，儿童就会出现多动、烦、急、不安等。这是夏天燥热引起的火毒攻心，不是大病，把燥热毒消去就没事了。

中医有"苦味与心对应"，所以夏天养心就要吃点苦味的。中医认为，苦瓜能增进食欲、明目、助消化、清凉解毒、利尿，对于缓解夏季常见的烦热、口渴、上火、中暑功效特别好。

中医还认为，心开窍于舌，也就是人们可以从舌头上看出心脏的问题，如舌头溃疡，主要是心内火过旺、热毒引起的。所以治疗应主要以去火为先。

如果舌出现了以下几种情况，就要重点注意了。

（1）淡白舌：舌体颜色浅淡，有时全无血色。这可能是脾虚运化无力或阳气虚弱所致。

（2）红舌：舌呈鲜红色，多见于各种发热性疾病，如火热内生、外感热邪等。

（3）绛舌：绛舌比红舌颜色还要深，绛舌表示热度更重，程度更深。

（4）紫舌：紫是一种红中带蓝的色彩。如果红的成分多，呈绛紫色，多代表体内有热；如果蓝的成分多，多代表体内有寒。

（5）青舌：舌表现为暗青色，多见于血瘀和寒证。

《本草纲目》中记载称："茶苦而寒、最能降火……火降则火清矣"，因此患口腔溃疡的人，喝些浓茶便可降心火。此外，茶中有一种叫单宁的成分，该成分对收敛溃疡面有极好的功效。而且，最好是在刚刚感觉舌头不适的时候就开始喝浓茶，并且坚持每天喝，长期喝。如果不习惯喝浓茶，也可以用浓茶漱口，每天三次，每次2分钟，三两天的时间也会见效。

心毒往往是内外结合的一种病邪，因为中医认为心不仅能为人体血液运行提供动力，还能主导人体的心神。因此，排心毒可不是针对心脏病这样的实证，如果出现心烦意乱、口干舌燥的情况亦是心毒在作怪。而且，心毒在情绪上的坏作用还会影响到人们的工作生活，因此，身体是否健康和我们的整个生活环境是紧密相连的。

第四章　认识自己：体质排毒很重要

　　除了强调适应外部环境的要求以外，《黄帝内经》还非常注意共性与个性的差别对待，即内因。既然，邪正的盛衰是疾病发生发展的内在因素，所以中医坚持"辨证施治"的原则，针对不同体质提出相应的养生之法正是因为体质不同，所以有时候一样的症状，大夫会给出不一样的药方，一样吃火锅，有人长痘闹肚子有人却没事。

　　所以，《黄帝内经》告诉人们在关注外界自然的时候，不要忘了关注自身的差异性体质，不要人云亦云地盲目滋补治疗，只有了解自我，自然才能在这两者之间找到均衡点去调整成一致的步伐。一般来说，中国人的体质可分为平和型、痰湿型、阴虚型、阳虚型、血瘀型、血虚型、气虚型、气郁型。除了平和体质为最佳情况外，其他几种都是偏颇体质，需要重点进行相应治疗。

第一节　痰湿者需去热邪，去湿邪

　　我们每天都会去卫生间排泄清浊二便，尤其是浊便，即大便，是很多疾病的病症表现载体。比如，浊便结束后在冲洗马桶的时候，是否有不成形，尤其是两三次都没有彻底清洗干净，仍有残留物留在马桶壁上？

　　如果有这种情况，那么有很大可能就可以认为是痰湿体质了。为什么这么说？"痰湿"就具有"痰"的特性，即黏糊糊和湿答答的感

71

觉。因此，浊便粘在马桶上也就不难理解了。

　　中医认为，因为气机不利，决渎阻滞，津液积聚就形成了痰与湿。脾失运化，痰饮即因此产生，所以有"脾为生痰之源、肺为贮痰之器"之说。痰湿也有因肾虚不能制水而造成，所以水泛为痰。

　　《景岳全书》说："五脏之病，俱能生痰"，这句话指出痰病的范围很广的特征，即脏腑经络皆可有之。又因痰随气行，无处不到，所以又有"百病中多兼有"、"痰生百病"、"怪病多痰"等说法。所以，痰的病证比较复杂，如咳嗽有痰，胸脘痞闷，眩晕呕恶以及中风癫痫，痰核瘰疬等病症。

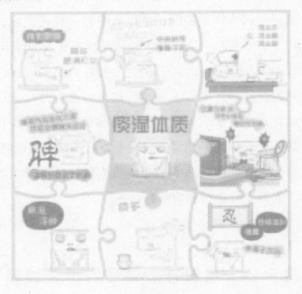

【图2.2.6.1痰湿体质】

　　通常来看，痰湿的产生，外因有暑湿寒热，内因可以是饮食劳倦，七情所伤，以最终导致脾胃肺肾的功能失司，三焦气化不利，气血营卫运行不畅，水谷精微不得输布周身，故而津液停积，复生痰湿。

　　那么，应怎样养生，才能改变痰湿体质呢？总的来说，这类人们可以在饮食上以清淡为准，少食肥肉及甜、黏、油腻的食物，多食荷叶、葱、蒜、海带、海藻、萝卜、冬瓜、金橘、芥末等食物。在服用药物的时候可以选择黄芪、苍术、橘红、茯苓、荷叶、冬瓜皮等药材，此外，平时亦可多进行一些户外活动，可以经常晒太阳或进行日光浴，保证长期坚持运动锻炼。

第二节　阴虚者要规律生活平静心态

中医养生理论始终围绕阴阳平衡的核心进行，而要实现身体康健不受外邪侵扰，就要保证阴阳平衡。而这两者一旦出现力量悬殊的差异对比，就像天平失衡会偏向一边一样，质量轻的一边是无法抵抗病毒侵袭。

那么，如果是阴气不足，即阴虚体质会有什么症状呢？容易被什么外邪侵袭呢？

中医认为，阴，指阴精，精为真阴，是化生元气的基本物质。要知道，精盈则生命力强壮，这样人们不仅可适应四时气候的变化，抗御外邪侵袭，还能延迟衰老；而精亏则生命力减弱，所以这样的人自然无法抵御外邪，并且诸病所由生，机体易衰老。阴虚，就是指濡养人体的物质出现缺乏，这种缺失主要是指精血或津液亏损，因精血和津液都属阴，故称阴虚。

阴虚体质的临床表现主要是，面红潮热，五心烦热，口干咽燥，盗汗遗精，疲乏眩晕，心悸失眠，舌上少苔，脉细数等。而易产生这种体质的人多是在多风、干燥、强紫外线辐射的地区生活工作的人，他们多会怕热，经常感到手脚心发热，面颊潮红或偏红，皮肤干燥，口干舌燥，容易失眠，大便干结，在性格上则是外向好动，性情急躁。

说到阴虚症状的起因，可以发现其多由热病之后、或杂病日久伤耗阴液，或因五志过极、房事不节、过服温燥之品而导致阴液暗耗或

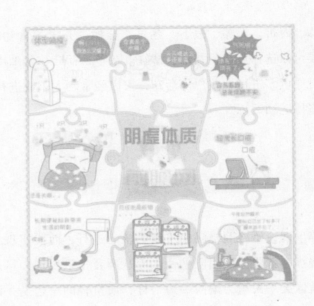

【图2.2.4.1阴虚体质特征】

亏少，机体失去濡润滋养物质。此外，由于阴不制阳，而阳热之气相对偏旺亦会生内热，所以就表现出一系列虚热干燥不润、虚火躁扰不宁的症状。

其实，阴虚可与阳虚、阳亢、气虚、血虚、精亏、津液亏虚及燥邪等症同时存在，或互为因果，还可进而发展成亡阴、动风等病理变化。此外，阴虚之症可见于各个脏器，如肺阴虚证、心阴虚证、胃阴虚证、脾阴虚证、肝阴虚证、肾阴虚证，而因为脏器不同，病因病机也会稍有差异，诊治方法也就不尽相同了。

不过，总的来说，阴虚体质的人们多吃甘凉滋润的食物，如瘦猪肉、鸭肉、核桃、银耳、绿豆、冬瓜、芝麻、百合等，同时需要注意的是，一定要少食羊肉、狗肉、韭菜、蒜、辣椒、葱、葵花子等性温燥烈的食物。而且还需要配合一定的体育运动，阴虚体质的人们适合做中小强度、间断性的身体锻炼，因此可选择太极拳、太极剑等。此外，平时也应该多听一些曲调舒缓、轻柔、抒情的音乐，防止恼怒。

第三节　阳虚者可晒太阳来补阳

　　所谓阳气可以认为是太阳，即可以提供身体运动的重要能量。阳气的重要性不言而喻，试想，如果没有太阳的照射，世间万物还如何得以生存。同样的道理，人体也不能缺少阳气的补充。

　　按照《黄帝内经》的解释，所谓阳气，就像天上的太阳能给自然万物以光明温暖，如果失去了它，万物便不得生存人若没有了阳气，就失去了新陈代谢的活力，不能为身体提供能量和热量，如此一来，生命自然就要停止。因此，极端缺乏阳气是多么严重而可怕的后果。而缺乏阳气就是所谓的阳虚，而阳虚就是人们通常所说的"火力不足"，就像在寒冷的冬季，一些年老体弱的人，往往容易感觉手足不温，畏寒喜暖。

　　之所以产生阳虚体质，其原因很多，可以是先天禀赋不足、寒湿之邪外侵、食用过多过凉食品、忧思过极、久病不愈、长期服药、房事不节等因素，因为其中一种或几种原因最终引起脏腑功能损伤，"阳消阴长"，阴寒之气偏盛而生里寒，表现出体内阳气不足的证候。

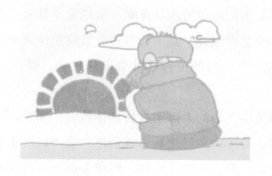

【图2. 2. 7. 1 阳虚者畏寒】

阳虚体质的人多见于北方地区，尤其是我国东北部，这与东北寒燥的天气有关，而且这类人群中女性明显多于男性，除了地域影响外，长期偏嗜寒凉食物的人也会形成这种体质。要想解决阳虚的问题，可以多晒太阳，做一些舒缓柔和的运动，如慢跑、散步、打太极拳、做广播操。

想必很多人有过这样的经历，那就是晒太阳的时候，面对暖洋洋特别温和的阳光，很多人一安静下来不一会就有丝丝睡意。如果有心观察，公园里有很多老人就是非常喜欢在太阳底下眯着眼睛晒太阳，而且是晒着晒着就睡着了。之所以睡着了，并不是说老人本身有多困，而是老人的身体吸收了阳气，气血得到温润。但不得不说，这是补充阳气最廉价的方法，阳虚体质者不妨抽空尝试一下这个方法。

第四节　血瘀体质需排寒气

血液在人体中的作用，主要是在流动过程中携带营养成分分配给各个器官；此外，血液还可以将身体产生的各种排泄之物，垃圾毒素顺着血管通过不同的渠道排出体外。

因此，保证血液流通畅达是排除毒素的重要基础。其实血管就像水管一样，如果出现堵塞，其中的各种有害物质便无处发泄，只能在某些位置存留，而堵塞的位置通常会形成疼痛，甚至是更加严重的病变。

身体血液流畅不利的人可谓是血瘀体质者。而所谓血瘀，就是指血液运行不畅，或体内离经之血未能消散。之所以产生血瘀之症，主要是由于气虚、气滞、血寒等原因，而产生血行不畅而凝滞；或因外伤及其它原因造成内出血，且不能及时消散或排出，由此形成了血瘀体质。

具体说来，血瘀体质的形成原因可有如下内容。

寒冷侵袭。如遇气候骤冷或久居寒冷地区，这种情况就会使寒邪侵袭人体，造成经脉蜷缩拘急，血液凝滞，即寒凝血瘀。

久病未愈。久病不愈邪气会入络，导致血脉瘀阻，血行不畅，此外，久病还会使正气亏损，"气不摄血"，血行脉外不能消散而成血瘀。

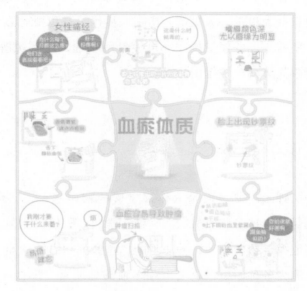

【图2. 2. 5. 1 血瘀体质】

七情不畅。要知道，肝主疏泄喜条达，若是长期情绪抑郁低落，肝失疏泄，气机瘀滞，"气行则血行"，气滞则会血瘀。或是恼怒过度，肝郁化火，血热互结，血热煎熬便会成瘀。而且"心主血脉"，"脾统血"，如果思虑过度，劳伤心神，也会导致心失所养，脾失统摄，血液运行不畅或血溢脉外不能消散也就形成了血瘀。

年老体衰。年龄是无法避免的问题，随着年龄增长，脾胃功能会出现虚损或肾阳功能虚衰，气虚鼓动无力，血液运行不畅，也会出现血液瘀滞的结果。

血瘀体质的人们在调养的时候，也可以从饮食、药物、运动这几个方面入手。首先在饮食方面，可以多食黑豆、海带、海藻、紫菜、柚、山楂、萝卜、胡萝卜、醋等具有活血、散结、行气、疏肝解郁作用的食物，并且要少食肥猪肉。

在使用药物的时候可以尝试柴胡、川牛膝、枳壳、桔梗、当归、桃仁、红花、赤芍、川芎、干地黄等具有活血祛瘀特质的药材。在运动方面可以选择太极拳、太极剑、舞蹈、步行等温和型运动。

此外，坚持正确的保健按摩亦可使经络畅通，起到缓解疼痛、稳定情绪、增强人体功能的作用。

第五节　血虚者需气血双补

根据中医理论可知，血是人体最宝贵的物质之一，它内养脏腑，外养皮毛筋骨，维持各脏腑组织器官的正常活动，使目能视，脚能行，掌能握，指能捏，精力充沛，神志清晰，这些都是血的功能。

当然，因为各种原因，总会有很多血虚体质者。那么，什么是血虚呢？

中医认为，血虚是体内阴血亏损的病理现象，即血少不够用，常反映为全身性的血液亏损，或血液对人体某一部位的营养或滋润作用减弱。血虚可由失血过多，久病阴血虚耗，脾胃功能失常，水谷精微不能化生血液等原因引起。由于气与血有密切关系，故血虚常会引起气虚，而气虚不能化生血液，又为形成血虚的一个因素。

若血虚，不能营养人体，就会出现面色无华，视力减模糊，眼球干涩，关节活动不灵，皮肤干燥发痒，神志异常，头痛眩晕，惊悸，失眠多梦、口唇淡白、头晕眼花、舌质淡、脉细无力、妇女月经量少、延期，甚至经闭等为主要症状。

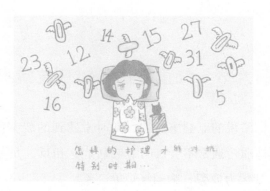

【图2. 2. 3. 1 左等右等不来的例假】

对于女子来说，血显得尤为重要。中医认为，女子以血为本，以血为用，血盛则受孕，经、孕、胎、产、乳都与血有关。如血旺，气血流通则任冲脉通，下注胞宫血海，胞宫按时满溢，从而月经按月来潮。气血冲盈则胎儿所养，气血上行则乳房发育，产后气血充足则上行化为乳汁。

血虚体质的人也会多半表现出这样的性格，即内向、胆怯、精神不振、失眠、健忘、注意力不集中。

血虚之人一定要用补血法，不是血虚，不能用这种方法。而《黄帝内经·素问·举痛论》中给出的养生原则是"脉涩则血虚，血虚则痛"。《经历杂论》曰："风痛者，善走窜，痛无定处，血虚者多患此。其脉浮大而缓……当填补血液"。

总的来说，血虚体质者在调养身体的时候最好是气血同补，中医认为气是属阳的，血是属阴的。气有温煦人体的作用，血有濡养人体的作用，气血在人体是互相滋生和相互依赖的。

中医认为，气可以生血，可以推动血液运行，而血可以作为气的载体运行全身，并给气以充分的营养。有病的时候，气血又可以互相影响，临床上也经常出现气血两亏的情况，所以，血虚体质者需要从整体的局面出发，以气血双补的策略进行调理。

第六节　气虚者需补阳气抗病毒

其实，人们常说的亚健康状态，即时常感到的疲劳便是气虚体质的表现。气虚体质者通常不会有明显的病症，相反，是一些比较"综合"的表现，如无力疲劳、胸闷气短等迹象。

而正是因为这些没有针对性指向的表现，很容易让人们没有警惕之心，以为只是疲劳所致，从而不了了之。殊不知，就在人们不知不觉的时候，各种外邪病毒在身体里面就"驻扎"下来了。

一般来说，疲劳与各种劳动（体力、脑力）强度、速度及持续时间有关。速度越快，强度越大，疲劳出现越早，持续时间也就越长。通常是先出现局部疲劳，比如长时间阅读就会导致眼睛酸胀，眼睑不适，视力下降和视力疲劳等症状。再比如走路或站立久了就会两腿酸软乏力。所以，这种局部疲劳的现象长期存在，就会导致出现全身疲劳。

气虚体质的表现：即说话无力，常出虚汗，容易呼吸短促，经常疲乏无力，而这正是气虚体质。气虚体质的人容易感冒，生病后抗病能力弱且难以痊愈，还易患内脏下垂比如胃下垂等。在性格方面，这类人一般是性格内向，情绪不稳定，比较胆小，不爱冒险。

通常情况下，高湿度、高温、噪声、强光、昏暗、通风不良和空气污染等因素，都很容易引起疲劳。那么，中医理论是如何解释气虚和疲劳的关系呢？

中医认为，气是构成物质世界的最基本元素，宇宙中的一切事物都是由气的运动变化而产生。当然，人也不例外。所以《黄帝内经》也认为，气是构成人体的基本物质，并以气的运动变化来说明机体的各种生命现象。

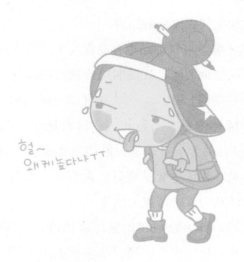

【图2.2.2.1 气虚体质者容易疲乏无力】

这种理论影响了后代很多中医学者，其中明代著名医学家张景岳说："夫生化之道，以气为本，天地万物，莫不由之……人之有生，全赖此气。"宋代作品《圣济总录》也提出："万物壮老由气盛衰"的观点，认为"人之有是形也，因气而荣，因气而病。"

人们常说人活一口气，由此可见，气对于人体的生命活动是至关重要的，那么如果人体中的气不足自然会拖垮身体，形成气不够用的气虚病症，影响人们的生活工作。

按照中医理论的解释，造成气虚的原因，一方面是饮食失调，水谷精微不充，导致气的来源不足。另一方面，常是因为大病或久病，或年老体弱以及劳累过度等原因，导致脏腑机能衰竭，气的化生不足。具体说来，还有如下几点原因：

1. 职业运动员长时间剧烈运动会伤气；

2. 长期用脑过度，劳伤心脾；

3. 长期节食，因体内营养摄入不足而形成气虚，这种症状常见于女性；

4. 经常服用清热解毒败火的中药或西药抗生素、消炎镇痛药、激素，亦是促发或加重气虚体质的原因；

5. 长期心情不畅、肝气郁结也容易促发生气虚病症。

因为上述原因导致人体正气虚弱以后就会出现这样一系列的临床症状，正如《幼科准绳》中所言："凡气虚之证，初发身热，手足厥冷，乍凉乍热，精神倦怠，面色㿠白，饮食减少，四肢倦而卧睡安静。"即，气虚多表现为全身或某一脏腑机能衰退，而脾、肺两脏气虚的现象更为多见。临床主要见症是语声低微，疲倦乏力，自汗，舌淡，脉虚无力，活动劳累时诸症加剧等。

中医原理给出的养生原则和依据是这样的，以补脾健脾为根本，重点是培养成良好的生活习惯。因为从本质上来讲，气虚属于阴虚性体质。所以气虚体质也是热量不够，即阳气虚，自然缺乏温煦，畏寒怕冷。不过，气虚症状最主要的反映是脏腑功能低下，也就是气虚体质的人其肺脾脏功能较常人要弱一些。

"正气存内，邪不可干"，正气不足，外邪更容易侵犯人体，所以人们对突然降温、大风、暑热等外邪的抵抗力就会降低，由此容易患感冒、过敏等病症。要知道，脾胃为气血生化之源，脾胃气虚，生化不足，则营养不良；气虚不能托举脏器，所以气虚者易出现内脏下垂的症状，此外，气虚者的疾病恢复能力也较弱，疾病易迁延不愈。

人们的心智感情发生的不当亦会影响身体。引起气虚体质的原因就有思虑过度。中医认为，脾属土，而过度伤心思虑便伤了脾；此外，肝属木，如果长期情绪低落，郁闷结节，也会伤害脾脏，因为木克土，肝气过盛就会影响脾脏功能，脾气自然就虚。所以，我们经常有这样的体会，那就是心情低落之后总是感觉懒得动，做事没有积极性，且有昏昏欲睡，做事走神的迹象，其实这都是身体心智疲乏的表现。

第七节　气郁者排毒勿悲伤

　　人体之气是生命存在和运动的根本，生命活动得以维持，就是因为气这种动力的支撑，而人体的气也是需要各种营养和机能搭配才能产生作用的。气的持续作用除了与先天禀赋、后天环境以及饮食营养有关以外，还与肾、脾、胃、肺的生理功能有密切关系，可以这样说，人们机体的各种活动，实质上就是气在体内运动的具体体现。

　　人体之气如果顺畅的话，人们就会正常进行各种活动，但当气不能外达而结聚于内时，便形成"气郁"。中医认为，气郁这种病症多是由忧郁烦闷、心情不舒畅等因素导致的，如果不及时调理，长此以往就会导致血循环不畅，更是严重影响身体健康。

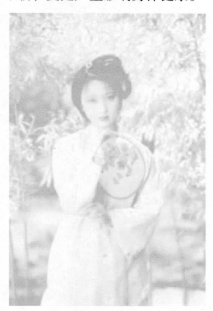

【图2. 2. 1. 1 气郁体质典型代表林黛玉】

83

具体说来，所谓气郁，就是气郁结而不行。如果人体情志不舒，忧郁便可导致气机郁结而不舒畅，而气郁之症常会损及人体肝、心、脾、肺等脏。

一般来说，气郁体质的人会呈现出多愁善感、忧郁脆弱的性格特征，身体也比较瘦，显得弱不禁风，除了有无缘无故叹气的迹象以外，还会有心慌、失眠等症。容易出现气郁症状的人多是年轻人，而且女性明显多于男性。

在调养的时候，这类人群可以主要从饮食、药物、运动和情绪几方面入手，比如多吃葱、海藻、海带、山楂、萝卜等具备消食醒神、行气解郁效果的食物，在运动方面可以尝试跑步、登山、游泳、武术等项目。最重要的是一定要多参加集体性的运动，解除自我封闭状态，解除气郁独闷的状态。

要想避免出现气郁体质，人们需要重点保护肝脏，避免出现生气悲伤之情。看似处理不良情绪不太重要，因为其操作性并不高，但却是最有自主性的。即我们可以从自身出发，用严格自律的方式来改善情绪，用积极乐观豁达的心态迎接每天的生活。

第五章　病从口入：饮食排毒很重要

　　《黄帝内经》中早有"谷肉果菜，食养尽之，无使过之，伤其正也"的说法。认为饮食不足或者调理不当，容易诱发某些疾病。吃对了食物，身体健康了，外来病毒、细菌就没有了生存的环境。而平常人们经常食用的瓜果蔬菜、五谷杂粮均是排毒治病的最佳良方。

　　因此，日常生活中要多注重排毒养生。而药补不如食补，很多食品是既美味又有医疗功效的，接下来，编者在这一章整理出多种常见食材及功效，让人们在美味饮食中，享受着把毒素排出去。

第一节　认清排毒食物

　　人们每天都离不开的就是食物，俗话说，人是铁饭是钢，一顿不吃饿得慌。一日三次餐饮的生活习惯给人们接触毒素提供了更多的机会。

　　要想控制毒素入侵，从饮食方面入手可谓是最实际的方法之一，因此，人们有必要认清相关的有毒食物和排毒食物，避免各种诸如农药等毒素的侵害。同时，人们还要知道一些常见物质的有益作用，有针对性地进行食用，以便营养摄取和毒素排泄。

　　由于各种农药的大量使用、食品添加剂、高脂肪食物、杀虫剂、空气中有毒排放物的存在，使越来越多的毒素充斥着我们的生活；头疼、口臭、便秘、痤疮、水肿、肥胖……这些都是体内毒素积聚的信号。

一旦这些有毒物质达到一定数量，引起质变就会损害人体健康，排毒就成了每日必不可少的功课。如果我们在日常饮食中注意食用一些解毒食物，就能及时将体内毒素排出，保证身体的健康。下面介绍几种日常生活中的常见的解毒物质。

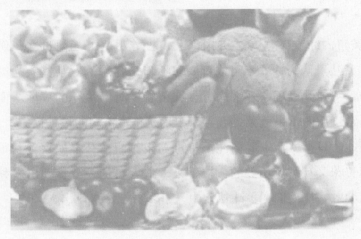

【图2.3.1.1 生活中各种排毒食材】

一、饮品类

水

水可以促进人体的新陈代谢，溶解水溶性的毒素，促进血液循环，缩短粪便在肠道的停留时间，减少人体对毒素的吸收。

食用方法：每天清晨空腹喝一杯温开水（不超过150ml），可促进血液循环，防止心血管疾病。另外每天应保证喝足八杯水（2000ml）。

茶水

茶叶的解毒作用，早在《神农本草经》中就有记载。现代医学认为，茶叶富含茶多酚、多糖和维生素C，可以加快体内有毒物质的排泄，起到延缓衰老的功效。

在日常生活中根据自己的喜好和身体状况，可以泡不同的茶叶水，有不同的功效。例如菊花茶可以明目降火，对内火旺盛或电脑族来说比较适合。普洱茶可以排除体内多余脂肪，起到减肥的功效，同时还可以解决积食、消化不良的症状，比较适合肠胃不适、肥胖者食用。

食用方法：不同的茶叶有不同的泡制方法，通常除煮茶外水温都不宜超过80度。

蜂蜜

中医认为，味甘，性平，自古就是滋补强身，排毒养颜的佳品。对润肺止咳，润畅通便，排毒养颜有显著功效，很容易被人体吸收利用。

适合症状：防治心血管疾病和神经衰弱有好处。

食用方法：一般在饭前1～1.5小时，或饭后2～3小时用40℃以下的温开水或凉开水稀释后食用，神经衰弱者可在每天睡前服用。夏季，用冷开水冲蜂蜜饮用，能消暑解热，是很好的清凉保健饮料。不过需要注意的是，一岁以下的婴儿不宜食用。

柠檬水

柠檬含有丰富的维生素，能够防止肌肤黑色素的沉积，同时还能够分解肌肤中的黑色素，起到美白的作用。用柠檬泡冲水喝能够防止钙离子凝固，可防治心血管疾病，辅助治疗高血压、心肌梗死等疾病。柠檬水中大量的柠檬酸盐，能够抑制钙盐结晶，阻止肾结石形成，甚至可以使部分慢性肾结石患者的结石减少、变少。坚持食用还有预防感冒的效果。

食用方法：将鲜橙洗净，切成薄片，每杯水约放半片，可适量加蜂蜜或冰糖。

注意事项：柠檬不宜用过热的水泡，会损失柠檬香味和营养价值。同时柠檬味酸，应注意对牙齿的保护。

红糖水

红糖中含有丰富的葡萄糖、果糖等单糖和多糖类能量物质，可加速皮肤细胞的代谢，为细胞提供能量；红糖的叶酸、微量物质还可加速血液循环、增加血容量的成分，刺激机体的造血功能，扩充血容量，提高局部皮肤的营养、氧气、水分供应。

经常喝红糖水可以预防感冒、暖胃、祛湿，同时对女性宫寒、痛经有很好的治疗效果。

牛奶

牛奶中含有较多的钙质，能抑制人体内胆固醇合成酶的活性，也可减少人体对胆固醇的吸收。同时牛奶中丰富的维生素 A 和 B2 可以防止皮肤干燥及暗沉，促进皮肤的新陈代谢，使皮肤白皙，有光泽。

普洱茶

普洱茶是消除多余脂肪的高手，而且温和，对胃不刺激。有胃病的人首选就是普洱茶。

艾蒿茶

如果有浮肿之症的话，可以坚持喝艾蒿茶，因为它既有利尿解毒的功效，还是消肿的干将。

罗汉果茶

这是一种名贵药材，性凉味甘，功能清肺润肠。中医认为，罗汉果茶主治痰火咳嗽、血燥便秘等症，罗汉果茶虽然甜如砂糖，热量却近乎等于零。

菊花茶

由白菊花和上等乌龙茶焙制而成的菊花茶，是每天接触电子污染的办公一族应必备的茶。因为茶中的白菊具有去毒的作用，对体内积存的有害化学或放射性物质，都有抵抗、排除的功效。

乌龙茶

宴会上推杯换盏，气氛越热烈，醉酒的人越多。要想早些醒酒，可喝同量的乌龙茶。它能够防止身体虚冷，利尿解毒。

枸杞茶

枸杞茶其实也是一道中药。如果一个人连续三天没有排便，就该买点没特别苦味的枸杞茶喝一喝了。晚上多喝一点，隔天上午自会神清气爽，不再有倦怠。

二、中药调理排毒类

川七

川七中含有降血糖的成分，具有净化血液、强化免疫、强肝、抗癌、降血压、降胆固醇、预防生理不顺、保护大脑神经原及预防老年痴呆的作用。

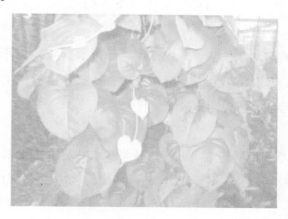

【图2.3.1.2川七】

甘草

中医认为，甘草味甘，性平。有清热解毒、补脾益气、止咳祛痰、缓急定痛、调和药性的功能。

枸杞

枸杞叶清肝排毒、枸杞子滋养补肝，用枸杞子、去核红枣泡水，长期饮用，有补肝养血功效。

龟苓膏

89

龟苓膏由龟板和土茯苓熬制而成，具有明目，生津，排毒养颜的功效，是美容美肤的辅助食品。

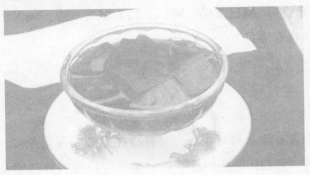

【图2. 3. 1. 3 龟苓膏】

荷叶

荷叶具有解热、抑菌、解痉作用。经过炮制后的荷叶味苦涩、微咸，性辛凉，具有清暑利湿、升阳发散、祛瘀止血等作用，对多种病症均有一定疗效，可以用来减肥，排毒，通便。

珍珠粉

据《本草纲目》记载可知，珍珠粉具有排毒养颜的药用价值。内服珍珠粉有补钙、补充微量元素，清热解毒，镇惊安神，以内养外。

三、粗粮类

糙米

口感较粗，质地紧密，是清洁大肠的"管道工"，当其通过肠道时会吸掉许多淤积物，最后将其从体内排出。经常食用糙米可以改善肠胃机能，净化血液、降低胆固醇、治疗贫血，同时具有健脑、减肥、防癌的功效。

燕麦

燕麦含有钙、磷、铁、锌等矿物质，经常食用可以改善血液循环、降糖、减肥、通便、预防中老年人的心脑血管疾病、预防骨质疏松、促进伤口愈合、防止贫血。

食用方法：免煮燕麦可以用80°的水温泡三分钟。等燕麦片稍凉的时候兑些蜂蜜到里面。

地瓜

地瓜中含有丰富的糖类、维生素C、胡萝卜素等物质，纤维质松软易消化，可促进肠胃蠕动，有助排便。经常食用可以和血补中、防癌抗癌、增强免疫功能、抗衰老、防止动脉硬化。在食用的时候，生、熟皆宜，吃法很多。常见烤地瓜，连皮一起烤、一起吃掉，效果很好。

薏仁

薏仁可增进体内血液循环、水分代谢，发挥利尿消肿的效果，有助于改善水肿型肥胖。薏仁水是不错的排毒方法，直接将薏仁用开水煮烂后，适个人口味添加少许的糖，是皮肤美白的天然保养品。

小米

小米滋润温补，不刺激肠道壁，属于比较温和的纤维质，容易消化，适合搭配排毒餐食用。

红豆

红豆，气味甘、酸、平、无毒，归肺、心、脾经，有疏风清热、燥湿止痒、润肤养颜的功效。

内服红豆有化湿补脾的功效，对脾胃虚弱的人比较适合。外敷则可将其研磨成末，涂在皮肤上，可治疗面部黑斑、痤疮、皱鼻，头面游风，花斑癣等，可增加肠胃蠕动，减少便秘，促进排尿。

绿豆

中医认为，绿豆性味甘寒，解金石、砒霜、草木诸毒。对重金属、农药中毒以及其他各种食物中毒均有防治作用。绿豆汤是最好的解毒水剂，可以加速有毒物质在体内的代谢转化和向外排泄。

对于经常接触铅、砷、镉、化肥、农药等有毒有害物质的人们来讲，在日常饮食中应注意多吃一些绿豆芽、绿豆汤、绿豆粥等排毒食物。

黄豆

黄豆素来享有"豆中之王"的美称，含有丰富的蛋白质、卵磷脂，经常食用可以促进脂溶性维生素的吸收、阻止皮肤细胞中黑色素的合成、增加神经机能和活力、预防和治疗冠状动脉硬化、预防癌症。

在食用黄豆的时候，其形式多种多样，可以是黄豆芽，亦或是做成豆腐、豆浆，或是做黄豆炖猪蹄。

玉米

玉米中含有丰富的钙、硒和卵磷脂、维生素 E 等元素，具有降低血清胆固醇的作用。在食用的时候，可以煮玉米、炒玉米粒，做玉米排骨汤、玉米粥，形式多样，口感美味。

四、水果类

荔枝

中医认为，荔枝味甘酸，性温，是解毒止泻、生津止渴、排毒养颜的理想食物。经常食用荔枝的话，可以补肾益精，改善肝功能，加速毒素排出，促进细胞生成，促使皮肤细嫩。

适合症状：皮肤粗糙、干燥，尤其是经常熬夜引起的肾虚等。可以改善肝功能、加速毒素排出、促进细胞生成，因此荔枝可谓是排毒养颜的理想水果。

无花果

无花果，是水果中的佳品。中医认为，它性平味甘，归心脾胃经，含多种有机酸、酶和矿物质，可保肝解毒、清热润肠、助消化，有助于防治消化不良、不思饮食，阴虚咳嗽、干咳无痰、咽喉痛等症状。

草莓

草莓性凉，味甘，归脾肝经。其中含有多种有机酸、果胶和矿物质，能清洁肠胃，强固肝脏。因为草莓口感良好，所以很受人们的欢迎和喜爱。

樱桃

樱桃，性温味甘，归脾肝经。其中含有多种膳食纤维、矿物质元素，有很大的药用价值，多食有助于通便、肾脏排毒。

苹果

苹果，性凉味甘酸，归脾、肺经，具有生津止渴、润肺除烦、健脾益胃、养心益气、润肠、止泻、解暑、醒酒的功效。另外苹果中含有的半乳糖荃酸有助于排毒。

大枣

大枣，性温味甘，归脾胃经。具有补中益气，养血安神，缓和药性的功效，因此大枣是女性朋友用来补血益气的常用食材。

香蕉

香蕉，性寒味甘，归肺大肠经，含有丰富的维生素和矿物质，且容易消化吸收。具有清热，通便、解酒、降血压、抗癌的功效，常食可以清除体内垃圾。

葡萄

葡萄，性平味甘酸，归肝肾肺经，含有丰富的葡萄糖、维生素和矿物质，具有补气血益肝肾、生津液强筋骨、除烦的功效。我们在日常饮食中可以多食用葡萄来帮助肝脏排毒。

桑葚

性寒味甘，归心肝肾经。含有丰富维生素、矿物质和碳水化合物，补血滋阴，生津润燥，常食可预防和治疗眩晕耳鸣、心悸失眠、内热消渴、血虚便秘等症状。同时，桑葚对养肝护肝很有保健作用。

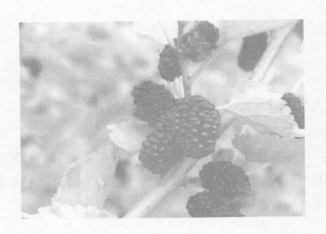

【图2. 3. 1. 4 桑葚】

五、蔬菜类

苦瓜

苦瓜是解毒，养颜美容的少有食物，《本草纲目》记载到，苦瓜"除邪热，解劳乏，清心明日"。现代医学研究发现，苦瓜含有一种具有明显抗癌功效的活性蛋白质，能够激发体内免疫系统防御功能，增加免疫细胞活性，清除体内有害物质。

苦瓜虽口感略苦，但余味甘甜，女性应多吃，以利经血调顺。

木瓜

中医认为，木瓜，性寒味甘，含蛋白质、维生素 B、C、G 及蛋白酶、脂肪酶等物质。有清热、解暑、助消化、健脾胃的功效。在平时食用时，可做水果、可炒菜、可榨汁。

丝瓜

丝瓜富含维生素 B 和维生素 C，中医则认为丝瓜味甘平，性寒。有清热凉血、解毒活血、疏通血脉、美白的功效，平时食用时，烹炒，煮汤皆可，但不可生吃。

黄瓜

中医认为，黄瓜味甘，性平，是具有明显清热解毒，生津止渴的排毒食物。

现代医学研究发现，黄瓜所含的黄瓜酸，能促进人体新陈代谢，排出毒素，所含维生素 C 的含量比西瓜高 5 倍，能美白皮肤，使其保持弹性，抑制黑色素的形成。而且吃黄瓜有助于化解炎症，还能抑制糖类物质转化为脂肪。

适合症状：肺、胃、心、肝及排泄系统状态不好，夏日里容易烦躁、口渴、喉痛或痰多。

南瓜

现代医学实验证明，南瓜可以有效地防治高血压、胆结石、糖尿病以及其它肝肾病变，帮助肝、肾功能减弱患者提高细胞再生能力。同时南瓜中富含的果胶可以延缓肠道对糖和脂质的吸收，清除体内重金属和部分农药，有防癌防毒的作用；南瓜还能消除致癌物质亚硝酸胺的突变作用。

生姜

中医认为，生姜味辛、性微温，归肺、脾、胃经，含有挥发性姜油酮和姜油酚。因此可活血、发汗、健脾胃、解表、散寒、排毒。经常食用生姜有利于毛囊孔开放和皮脂分泌物的排出，预防感冒。生姜的食用方法是，做调料，嫩姜可以做酱菜。

胡萝卜

胡萝卜素有"小人参"之称，富含维生素、胡萝卜素。有养血排毒、健脾和胃，明目、促消化的功效。其排毒原理是，胡萝卜在与体内的汞离子结合之后，能有效降低血液中汞离子的浓度。平时的食用方法是烧炒、凉拌皆可，做汤口感极佳。

菠菜

菠菜含有丰富维生素 C、胡萝卜素、蛋白质，以及铁、钙、磷等矿物质。《本草求真》记："菠菜，凡人久病大便不通，及痔漏关塞之人，咸宜用之。又言能解热毒、酒毒，盖因寒则疗热。"菠菜的功效是，通肠导便、防治痔疮、促进新陈代谢和生长发育、增强抗病能力、抗衰老。

日常食用时热炒、凉拌皆可。但肾炎、肾结石患者、胃肠虚寒、腹泻者应该忌食菠菜。

芹菜

现代营养学研究发现，芹菜中含有丰富纤维、有机酸、胡萝卜素、维生素 C、挥发油。食用芹菜可以有调理血脂、平肝，利水消肿，凉血止血、涤热祛风，利口齿、明目、补血健脾、养精益气的功效。平时可以用热炒、凉拌、榨汁的方式食用芹菜。

山药

中医认为，山药味甘，性平；归肺、脾、肾经。因其富含蛋白质、碳水化合物、钙、磷、铁、胡萝卜素及维生素等多种营养成分，所以被人们喻为"理虚之要药"。

研究发现，山药有补脾、养肺、固肾、益精的强大功效。常食山药的话可以整顿消化系统，减少皮下脂肪沉积，且增加免疫功能。

其食用方法是热炒、凉拌皆可。以生食排毒效果最好，打成汁饮用，有健胃整肠的功能。不过大便燥结者不宜食用。

大蒜

大蒜中含有的辣素杀菌能力可达到青霉素的1/10，经常食用大蒜可以起到预防流感、防止伤口感染、治疗感染性疾病和驱虫的作用。大蒜中所含的大蒜素，可与铅结合成为无毒的化合物，有效防治铅中毒。

大蒜还具有降血脂、预防冠心病和动脉硬化的作用，可防止血栓的形成，提高肝脏的解毒功能，阻断亚硝胺致癌物质的合成。

白萝卜

萝卜味甘、辛、性凉，入肺、胃、肺、大肠经。含丰富的维生素C和微量元素、木质素、芥子油。有促进肠胃蠕动，助消化，分解脂肪淀粉，增强免疫力，抗癌、利尿的功效。

食用白萝卜时可以热炒，可以凉拌，乃至生食。而且生食白萝卜时其排毒效果最佳。但白萝卜忌与人参、西洋参同食。

地瓜叶

地瓜叶经常被人们丢弃，不过它确实富含叶绿素、维生素、纤维素、钾；质地柔细、不苦涩。地瓜叶的功效是排毒、抗癌、防贫血、可提高视力，提高免疫力。

在食用的时候可以热炒，也可以凉拌，或是煮汤。但是，肠胃消化不佳，肾病患者不宜食用。孕妇多食可促进乳汁分泌。

山茼蒿

茼蒿味辛、甘、性平，归脾、胃经，含丰富维生素A、胡萝卜素及多种氨基酸、挥发油、钾、钠等矿物质。

功效：养心安神、润肺护肝、开胃、通便、除水肿、降血压。

其食用方法多种多样，比如凉拌、热炒、煮汤。

萝卜叶

中医认为，萝卜叶味辛甘性平，入脾、胃经，含有丰富的维生素、纤维质和矿物质。其功效是养颜、利气、防便秘，对近视眼、老花眼、白内障有预防作用。

萝卜叶的食用方法有热炒、煮汤、腌渍等多种类型。但是气虚血弱、虚喘之人忌食；体质虚弱、脾胃虚寒之人需要忌食。

圆白菜

研究发现，圆白菜具有丰富的纤维素、维生素、叶酸和抗癌物质。其功效是杀菌、补髓、抗衰老、防癌变、壮筋骨、清热止痛、治便秘。日常食用方法主要是热炒和煮汤。

洋葱

在中医看来，洋葱性温，味辛甘。有祛痰、利尿、健胃润肠、解毒杀虫等功能，经常食用可提高胃肠道张力、增加消化道分泌、降低血压、预防动脉粥样硬化。

洋葱的食用方法主要是热炒，但是患有皮肤瘙痒性疾病、眼疾、胃病的人群需要慎食。

六、其他植物类

芦荟

既能排毒又能补虚，具有与众不同的个性。能极好地清除肠道，肝脏毒素和清理血管。极好地刺激小肠蠕动，把肠道毒素排出去。

芦笋

芦笋嫩茎含有丰富的蛋白质、维生素和矿物质元素等，营养物质不但全面、搭配得当，而且含量比较高，经常食用可以清热利尿、消除疲劳，降低血压，改善心血管功能、抗癌防癌，孕妇多食可以促进胎儿大脑发育。

牛蒡

牛蒡根含有人体必需的各种氨基酸，具有健脑作用；所含的膳食纤维可以软化粪便，降低体内胆固醇，减少毒素、废物在体内积存，达到预防中风和防治胃癌、子宫癌的功效。

莲藕

莲藕含有大量淀粉、蛋白质、维生素 B、维生素 C、脂肪、碳水化合物及钙、磷、铁等多种矿物质，肉质肥嫩，白净滚圆，口感甜脆，具有清热凉血、通便止泻、健脾开胃、益血生肌、止血散瘀的功效。

莲藕的食用方法多样，比如热炒、蒸煮、凉拌。莲藕生吃能促进体内废物快速排出以此净化血液。需要注意的是，烹制莲藕忌用铁器。

菊花

研究发现，菊花具有降低血脂的效能和较平稳的降血压的作用。绿茶中掺杂一点菊花对心血管有很好的保健作用。

芝麻

中医认为，芝麻味甘、性平，入肝、肾、肺、脾经，含有丰富的维生素E、氨基酸、食物纤维和矿物质，因此具有补血明目、生津通乳、祛风润肠、益肝养发、强身体，抗衰老之功效。

中医经常用芝麻治疗身体虚弱、头晕耳鸣、高血脂、高血压、咳嗽、身体虚弱、头发早白、贫血萎黄、津液不足、大便燥结、乳少、尿血等病症。

芝麻的食用方法有泡茶、煎汤、榨油、热炒、生吃。芝麻油被喻为"血管清道夫"，经常食用可以促进胆固醇代谢，清除血管壁上的沉积物，使血管保持"年轻"。

七、其他动物类

猪血

中医认为，猪血味甘，性温，是解毒清肠，补血养容，排毒养颜的理想食物。猪血中的血浆蛋白被人体内的胃酸分解后，产生一种解毒清肠分解物，能将有害粉尘及金属微粒排出体外。

猪血适合长期接触有害有毒粉尘的人，特别是每日驾驶车辆的司机，另外，猪血富含铁，对贫血而面色苍白者有改善作用。

猪肝

中医认为，猪肝味甘、苦；性温，归肝经。其中含有丰富的蛋白质、脂肪、碳水化合物和多种矿物质。其功效主要是补肝明目，养血，经常用于治疗血虚萎黄、夜盲、目赤、浮肿、脚气等症。

猪肝的食用方法可以是热炒、煮汤，或是做成猪肝泥。

鸭肝

中医认为，鸭肝性味甘、咸、平，微寒，含有丰富的蛋白质、维生素、钙铁锌等多种矿物质。常食可滋阴补血、益气利水消肿。

鱼肉

鱼肉含有叶酸、维生素、铁、钙、磷等矿物质，有养肝护肝、清热解毒、健胃消肿、止嗽下气、通乳的功效。鱼肉的食用方法主要是蒸炖。

八、菌类食品

木耳

中医认为，木耳性平味甘，归大肠、胃经，因其生长在潮湿阴凉的环境中，中医学认为它具有养血、润肺、止咳、抗凝血、降压、滋润的作用。

木耳的排毒原理是，首先木耳中的植物胶质有较强的吸附力，可将残留在人体消化系统内的杂质排出体外，起到清胃涤肠的作用。其次，木耳对体内难以消化的谷壳、木渣、沙子、金属屑等具有溶解作用，对胆结石、肾结石等也有化解功能。最后木耳还能减少血液凝块，预防血栓病的发生。

有癌症、高血压、动脉硬化、部分职业病的人群可以经常食用木耳，但孕妇、腹泻患者忌食此物。一般来讲，木耳的食用方法主要是热炒和凉拌。

银耳

古书记载，银耳"益气不饥，轻身强志"，味甘，性平，含有大量矿物质和维生素，具有强精补肾、润肠益胃、补气和血、强心壮身、补脑提神、美容、嫩肤、延年益寿等多种功效。同时对于肺热咳嗽、肺燥干咳、妇女月经不调、胃炎、大便秘结等病症有治疗作用。

银耳的食用方法主要是煮粥和凉拌。

冬菇

中医认为，冬菇性平味甘，含有丰富的维生素、氨基酸和矿物质，经常食用可以提高人体的免疫力和排毒能力，抑制癌细胞生长，促进新陈代谢及加强体内废物排泄等，是排毒壮身的最佳食用菌。其食用方法有热炒和煮粥等主要形式。

九、海产品

海带

中医认为，海带性寒味咸，含有大量维生素和矿物质元素，是理想的排毒养颜食物，具有消痰平喘、排毒通便、祛湿止痒、清热行水的功效，因此海带被喻为"海上之蔬"。

海带的排毒原理是，海带的碘化物被人体吸收后，能加速病变和炎症渗出物的排出。

海带的食用方法有炖、炒、凉拌、煮汤等形式，不过，孕产妇和胃寒患者需要禁食。

紫菜

在中医看来，紫菜性味甘咸、寒，入肺经，富含维生素、胡萝卜素、膳食纤维和矿物质元素，具有化痰软坚、清热利水、补肾养心等良好功效，因此，被喻为"岩礁骄子"。在食用紫菜时一般是煮汤的形式，不过需要注意的是，脾胃虚寒者要忌食紫菜。

第二节　学做日常排毒药膳

我们知道，并不是所有具有保健价值的食物生食即可起到作用，更多的时候，需要采取各种烹制方法，搭配不同的食材组成各种各样的美味食物。因为在烹制的过程中会加入相应的药材，而且食用这些

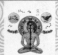
食物会起到很好的养生作用，因此，称之为药膳，即食材与药材的结合。

中国的饮食文化亦是博大精深，再加上养生文化，就形成了饮食养生文化。所以，在养生保健的过程中，学会做一些美味可口，兼可治病的食物也是很有必要的。接下来，编者整理了一些常见的药膳食谱，帮助读者建全系统的养生能力。

白果冬瓜汤

准备材料：白果 10 粒，莲子 20 克，冬瓜 50 克，白糖 1 大匙。

制作步骤：先将冬瓜洗净，去皮，切块；莲子、白果均洗净备用。将所有食材放入锅中，加入 2 杯水，以大火煮开，改小火熬煮约 30～40 分钟。最后，加入白糖煮匀即可。

药膳功效：去除体内积滞的水分与油脂，润泽皮肤，对于瘦身和维持身材均有显著效果。

注意事项：低血压或贫血者较不适宜。

红枣炖仔鸭

准备材料：红枣 5 枚，鸭肉 500 克，料酒 10 克，葱 10 克，姜 5 克，食盐 3 克，鸡精 2 克，胡椒粉 2 克。

制作步骤：将红枣洗净，去核；鸭肉洗净，制成 3 厘米见方的块，姜切片，葱切段。把红枣、鸭肉、料酒、姜、葱同放炖锅内，加适量清水，放置在武火上烧沸后，再改用文火炖煮 35 分钟，加入盐、鸡精、胡椒粉即成。

药膳功效：清热、补血、养颜、解毒。

适用症状：血虚，痈肿，疔疮，吐血，崩漏，白带，面色无华等症状。

川明参炖猪舌

准备材料：川明参 20 克，猪舌 1 只，姜 5 克，葱 10 克，料酒 10 克，鸡油 25 克，盐 3 克，鸡精 2 克，胡椒粉 2 克。

制作步骤：将川明参浸泡 1 夜，切薄片；猪舌切薄片，洗净；姜切片，葱切段。将猪舌、川明参、姜、葱、料酒同放炖锅内，加入适量清水，用武火烧沸后，再用文火炖煮 30 分钟，加入盐、鸡油、鸡精、胡椒粉即可。

药膳功效：清热、消肿、补气、美容。

适用症状：气虚，痈肿，烫伤，白带，崩漏等。

玉竹炒番茄鸡蛋

准备材料：玉竹 20 克，鸡蛋 1 只，番茄 2 个，食盐 5 克，鸡精 2 克，素油 30 克。

制作步骤：先将鸡蛋打破，将蛋清、蛋黄放人碗中；番茄去皮，切成丝；玉竹浸泡一夜，切 2 厘米长薄片。将盐、鸡精放入鸡蛋碗中，搅匀备用。将炒锅置武火上烧热，加入素油，烧六成热时，下入鸡蛋糊，煎至两面金黄色时，下入玉竹、番茄，加少许盐，炒熟即成。

药膳功效：清热解毒，滋补气血，润肤养颜。

适用症状：痈肿，血虚，崩漏，肌肤不润等。

枸杞人参团鱼

准备材料：团鱼 1 只（500 克），人参 20 克，枸杞子 15 克，料酒 10 克，盐 3 克，姜 5 克，葱 10 克，鸡精 2 克，鸡油 25 克，胡椒粉 2 克。

制作步骤：将枸杞洗净，去杂质；人参润软，切薄片；团鱼宰杀后，去内脏及爪；姜切片，葱切段。将团鱼、枸杞子、人参、料酒、姜、葱同放炖锅内，加适量清水，以大火烧沸后，再以文火炖煮 45 分钟，最后加入盐、鸡精、鸡油、胡椒粉即成。

药膳功效：滋阴补血，清热凉血，滋润肌肤。

适用症状：阴虚血虚，视物不清，痈肿，崩漏，白带，面色憔悴等。

人参饺子

准备材料：人参 15 克，饺子皮 8 个，猪肉 50 克，素油 25 克，食盐 4 克。

制作步骤：先将猪肉剁成茸，并把人参研成细粉。将猪肉、人参粉、盐拌在一起成为馅，包成饺子。将饺子放入笼内，用武火大气蒸10 分钟即可起锅。

药膳功效：清热，解毒，补气血，养颜美容。

适用症状：痈肿，崩漏，白带，气血两亏，面色无华等。

罗汉果煮鸡蛋

准备材料：罗汉果 1 个，鸡蛋 4 枚，红糖 30 克。

制作步骤：先将罗汉果压碎，鸡蛋煮熟，去皮，备用；将罗汉果、鸡蛋放入锅内，加适量清水，置武火烧沸，再用文火煮 20 分钟，加入红糖即成。

药膳功效：清热，止渴，养颜。

适用症状：痈肿，崩漏，白带，面色无华等。

冰糖煮银耳

准备材料：冰糖 30 克，银耳 15 克。

制作步骤：先将银耳用温热水浸泡 2 小时，去蒂头，撕成瓣状；冰糖打碎成屑。把银耳放炖锅内，加水 600 毫升，置武火上烧沸，再用文火炖煮 45 分钟，加入冰糖即成。

药膳功效：清热解毒、润肺止咳、排毒养颜。

适用症状：咳嗽，痈肿，白带，肌肤不润等。

龙莲鸡蛋汤

准备材料：龙眼肉 15 克，莲子肉 50 克、鸡蛋 2 枚、生姜两片、大枣 4 枚、食盐少许。

制作步骤：将鸡蛋隔水蒸熟，去壳，用清水冲洗干净；龙眼肉、莲子肉、生姜、枣分别用清水洗干净；莲子肉去心，保留红棕色莲子衣；生姜去皮，切两片；枣去核。然后将瓦煲内放入适量清水，先用大火煲至水沸腾翻滚，再放入以上材料，并改用中火煲两小时左右，加入盐少许，即可食用。

药膳功效：宁心安神，养血润肤。

黄芪红糖粥

准备材料：黄芪 30 克，粳米 100 克，红糖 30 克，陈皮 6 克。

制作步骤：将黄芪洗净切片，放入锅中，加清水适量，煎煮去渣取汁备用。再将粳米淘洗干净，与陈皮、红糖放入锅中，再倒入黄芪汁，加清水适量，煮至米烂熟即成。

药膳功效：润心肺、和中助脾、缓肝气、补血、破瘀、益气养颜、固表止汗、托疮生机

适用症状：气血虚弱、颜面苍白无华者。

百合红枣银杏羹

准备材料：百合 50 克，白果 50 克，牛肉 300 克，红枣 10 枚，生姜两片，食盐少许。

制作步骤：将新鲜牛肉用滚水洗干净之后，切薄片；白果去壳，用水浸去外层薄膜，再用清水洗净；百合、红枣和生姜分别用清水洗干净；红枣去核；生姜去皮，切两片。瓦煲内加入适量清水，先用大火煲至水滚，再放入百合、红枣、白果和生姜片，并改用中火煲百合至将熟，此时加入牛肉，继续煲至牛肉熟，放入少许盐，即可盛出即食。

药膳功效：补血养阴，滋润养颜，润肺益气，止喘，涩精。

四物汤

准备材料：当归 150 克、白芍 250 克、熟地 100 克、川芎 50 克、生姜 30 克、红枣 100 克。

制作步骤：先将食材洗净备用，生姜切片，红枣去核。锅里盛水，浸泡药材 30 分钟，然后用大火煮到滚开，再转小火盖好盖子，小火煮

2~3小时后熄火，十分钟后把药汁倒入锅子，等药汁放凉了，可以装入小的宝特瓶，放入冰箱储存，随喝随取。

药膳功效：活血调经、补血养血、防止衰老。

适用人群：生理期女性、先兆流产或习惯性流产患者。

双竹清润汤

准备材料：竹笋1根，鲜香菇4朵，枸杞子10克，竹荪6根，嫩姜1小块，豆苗20克，盐、香油各适量。

制作步骤：将竹荪泡水，洗净，切成3段；竹笋煮熟，切薄片；香菇切片，姜片备用。再把以上食材放入锅中煮，起锅前淋入香油，加入少许盐即可盛入碗中食用。

薏米绿豆红薯汤

准备材料：绿豆40克，大粒薏米120克，红薯，山药各150克。

制作步骤：将绿豆、薏米洗净后，浸泡在1500毫升沸水中，大概半小时左右，使之软化；以便红薯、山药洗净后去皮、切成小丁。将绿豆、薏米浸泡的水放入锅中，以大火滚煮后转为小火，熬煮至熟烂后1加入红薯丁与山药丁，再以小火续煮15分钟，红薯丁略呈金黄透明色即可。

糙米牛奶红糖饭

准备材料：糙米100克，绿豆25克，牛奶200克，红糖50克。

制作步骤：将糙米和绿豆洗净后，与牛奶、红糖一同煮成米饭食用。

竹笋莲子麦冬汤

准备材料：鲜竹笋200克，素鸡肉100克，鲜香菇4枚，莲子20粒，荷兰豆50克，麦冬20克，天门冬12克，食盐适量。

制作步骤：先将竹笋去壳，放入锅中，加适量水煮去涩味，捞出后与素鸡共同切片；香菇洗净，去蒂，切成薄片各用。将所有食材及药材放入沙锅中，加入适量调味料，倒入热水，用耐热的保鲜膜将口

封住，用小火炖至 40 分钟左右即可食用。

山楂牛蒡瘦身汤

准备材料：山楂 156 克，牛蒡 500 克，山药 6 两，胡萝卜 1 条，盐 2 小匙。

制作步骤：牛蒡削皮后洗净，切成滚刀块，浸在淡盐水中；胡萝卜削皮，切成滚刀块；山药切成块；山楂以清水快速冲过，和牛蒡、胡萝卜、山药一同入锅，然后加 5 碗水，煮沸后转小火煮至牛蒡熟软，加盐调味即可。

药膳猪肚汤

准备材料：猪肚、排骨、番薯粉适量，龙眼 10 粒、红枣 5 枚、姜 2 片、党参一条、胡椒粉适量，枸杞少许。

制作步骤：用番薯粉将猪肚洗净备用。冷水下锅把猪肚煮一下。将煮好的猪肚切丝。龙眼 10 粒、红枣 10 棵、姜 2 片、党参一条、胡椒粉适量、枸杞少许（快煲好后放入）。锅内放入排骨块，大火烧开后，改用文火煲 3 小时左右加入盐调味即可出锅。

茉莉花鸡汤

准备材料：鸡胸肉 100 克，鸡汤 2 碗，太白粉适量，鸡蛋 2 枚，盐适量，茉莉花 20 朵，料酒适量。

制作步骤：将鸡胸肉洗干净，切成薄片。茉莉花洗干净，将蛋清取出，加入太白粉与盐调匀，放入鸡片拌匀。将锅烧热，加入适量清水煮开，放入鸡片烫热取出，再放入热好的鸡汤中。将茉莉花加入鸡汤，再加入适量的料酒，即可食用。

药膳功效：茉莉花鸡汤具有补益与强健身体的功效，对于改善贫血与身体虚弱的症状具有特别的疗效。

荷花冬瓜汤

准备材料：荷花 2 朵，盐少许，新鲜冬瓜 400 克。

制作步骤：将冬瓜去皮切片，荷花洗干净。将冬瓜与荷花放入锅中，加入适量清水熬煮成汤，煮好后加入适量盐调味即可食用。

药膳功效：有效治疗心烦症状，还可以改善燥热的症状。

菊花排骨汤

准备材料：菊花 50 克，猪排骨 90 克，香葱适量，味精适量，虾米 40 克，生姜适量，少量食盐。

制作步骤：将菊花洗干净，把水过滤掉。生姜与葱切成细末备用。猪排骨洗干净，切成小块，放入锅中稍微煮过取出，再以清水洗干净。重新换一锅清水，把猪排骨放入煮，将虾米放入油锅中炒过。骨头汤快热时，放入虾米与菊花，然后加入姜末与葱末，放入盐与味精调味即可食用。

药膳功效：具有提神与醒脑的作用，还可保护眼睛。

山药粥

准备材料：新鲜山药、粳米、糙米各 100 克。

制作步骤：新鲜山药去皮洗净，粳米、糙米洗净。山药切片（捣糊更好），锅里加水，山药与米一起入锅，以大火煮沸，再以小火熬煮，约 30～50 分钟即可上桌。

药膳功效：均衡营养，改善贫血、经期不顺、便秘。

适合人群：工作压力大、情绪不稳甚至有忧郁倾向的患者。

芹菜炒香干

准备材料：芹菜 200 克、香干 60 克、低钠盐少许、葡萄籽油适量、酱油少许、肉丝少许，辣椒一小段。

制作步骤：芹菜去叶切段，洗净，用开水烫过。香干切丝，大火快炒芹菜，再加入肉丝、少许盐、酱油。

药膳功效：降血压，排除血液毒素、促进血液循环。

蛤仔萝卜排骨蔬菜汤

准备材料：蛤仔 250 克、排骨 200 克、菠菜 100 克、芦笋 5 支、洋葱半个、西红柿 1 个、枸杞 5 克、小米 150 克、胡萝卜半根。

制作步骤：小米洗净，蛤仔泡水待吐沙干净后备用，排骨余烫备用，枸杞泡水备用。菠菜、洋葱、芦笋、胡萝卜、西红柿洗净后依序切块、切段。将所有材料入锅，锅内加入比食材稍多的清水。先用大火烧开，再用小火慢煮15－~0分钟，加入少许食盐即可。

药膳功效：清肝解热，滋阴补阳、明目，排毒。

适宜人群：手脚冰凉或久坐不动人群。

小黄瓜拌粉皮

准备材料：葡萄柚皮少许，胡萝卜半根，小黄瓜1根，海带芽少许，绿豆芽少许，空心菜2根、盐、香油、醋各1茶匙，粉皮250克。

制作步骤：粉皮、海带芽烫熟，冲冷水，沥干。胡萝卜切丝加少许盐稍拌，30分钟后挤掉水分备用，空心菜、豆芽稍烫捞起备用。小黄瓜切丝，葡萄柚皮去橙色表皮切丝。所有材料搅拌后，加入调料即可食用。

药膳功效：补充维生素、清除肝火、养颜美容。

冬瓜绿豆汤

准备材料：冬瓜200克，绿豆100克。姜片10克，葱段30克，盐3克。

制作步骤：先将冬瓜去皮，去瓤，洗净，切成3厘米见方的块；绿豆淘洗干净，备用。将锅放置在火上，放入适量清水，放入葱段、姜片、绿豆，大火煮开，转中火煮至豆软，放入切好的冬瓜块，煮至冬瓜块软而不烂，撒入盐，搅匀即可。

苦瓜萝卜粥

准备材料：苦瓜20克，胡萝卜少许，大米100克，冰糖5克，盐2克，香油少许。

制作步骤：苦瓜洗净，切条；胡萝卜洗净，切丁；大米泡发洗净。将锅放置在火上，注入适量清水，放入大米，用旺火煮至米粒开花。再放入苦瓜、胡萝卜，用文火煮至粥成，放入冰糖煮至糖化，调入盐、香油入味即可。

药膳功效：防癌保健。

适合人群：老年人。

药膳功效：利尿消肿、减肥、清热解暑。

黄花菜蒸猪肉

准备材料：猪瘦肉 200 克，鲜黄花菜 50 克（干品 25 克），油、食盐、酱油、生粉、糖适。

制作步骤：先将猪瘦肉洗净切片，放在盘中，黄花菜洗净晾干水。猪瘦肉放入生粉拌匀后加油、盐、糖、酱油拌匀，最后加入黄花菜拌匀。在沙锅中加入适量清水，煮沸，将猪瘦肉放入沙锅，隔水蒸约 10 分钟即成。

药膳功效：具有清热泻火利湿的功效。

药膳果汁

西芹鲜果汁

准备材料：西芹 200 克，莴苣 200 克，胡萝卜、菠萝各 100 克，蜂蜜 20 克。

制作步骤：将西芹、莴苣、胡萝卜、菠萝通通洗净，切成小块备用；再将处理好的食材加上适量凉开水，一起放入果汁机中，搅碎取汁。最后，加入少许蜂蜜即可饮用。

玫瑰花红茶

准备材料：干玫瑰花 5 克，冰糖适量，红茶 3 克。

制作步骤：将玫瑰花与红茶茶叶放入杯中，以滚水冲泡。加入适量冰糖调匀，即可饮用。

茶品功效：活血调血，治疗冬季手脚冰冷的体虚症状，也可应对贫血。

排毒养颜果蔬汁

准备材料：深紫色葡萄 150 克，青苹果 1 个，芹菜 250 克，蜂蜜

15 克。

制作步骤：将芹菜洗净，切成段，放进榨汁机内搅碎取汁。将葡萄洗净后去核，苹果去皮，放入榨汁机内榨成果浆，与芹菜汁混匀，加入少许蜂蜜即可饮用。

荷花金银花茶饮

准备材料：荷花40克，金银花4克。

制作步骤：将荷花与金银花放入锅中，加入适量清水煎煮，煮滚后直接饮用即可。

茶品功效：有效帮助清热解毒，可消除上火症状。

茉莉藿香叶茶饮

准备材料：茉莉4克，绿茶4克，荷叶7克，藿香叶7克。

制作步骤：将茉莉花与其他材料一起放入壶中，以滚水冲泡。直接饮用即可。

茶品功效：有效改善燥热症状，帮助去火。

木槿花茶

准备材料：木槿花20克，蜂蜜适量。

制作步骤：取下木槿花瓣洗干净，放入杯中。直接冲入开水，加入适量蜂蜜调匀即可饮用。

茶品功效：具有清热、败火的疗效，更有滋润养颜的功效。

鸡蛋花茶饮

准备材料：鸡蛋花25克。

制作步骤：将鸡蛋花放入锅中，加入适量清水煮。煮滚后直接饮用即可。

茶品功效：有效帮助清热解毒，可预防干燥上火症状。

蔬菜蜂蜜汁

准备材料：绿椰1个、苦瓜半根、绿芦笋半斤、青苹果半个、西芹1根、蜂蜜1大匙、菠萝少许。

制作步骤：苦瓜剖开去籽，绿芦笋洗净切段，青苹果去皮去籽切块，绿椰洗净备用。所有材料放进果汁机，加水200毫升打匀。放入蜂蜜搅拌均匀即可饮用。

茶品功效：祛斑去污、补充维生素。

三汁饮

准备材料：荸荠100克，藕100克，鲜芦根100克。

制作步骤：将上述3种原料用清水洗净，切碎，放入榨汁机中榨成汁，混合搅匀即可。

茶品功效：有清热消暑、生津止渴的功效。

化湿泄热茶

材料准备：青蒿10克，薄荷15克，通草3克，荷叶1张，茶叶3克。

制作步骤：青蒿、薄荷、通草、荷叶用清水洗净，将上述5味中药一起放入大杯中，用沸水冲泡，代茶，频频饮用即可。

茶品功效：有清热化湿，宣通开胃的功效。

第三节　食物搭配禁忌

病从口入的养生良言告诉我们，吃得不对也是导致毒素产生的重要原因，尤其是食物搭配不当，甚至还会出现急性中毒的危险，到那时候人们面临的可是生命危险。

想必这样的案例我们也是经常听到看到，因此，人们有必要掌握一些基本的食物搭配常识，防止日常饮食出现类似的错误，特别是某些一锅炖的食物就涉及到很多不同食物搭配的问题。

接下来，编者整理相关资料，提供出比较全面的食物搭配禁忌，即避免出现以下的饮食习惯，从而杜绝毒素产生。

食物搭配禁忌（一）

1. 鸡蛋与豆浆，同食会影响蛋白质在人体内的消化和吸收。

2. 萝卜与橘子，同食会诱发或导致甲状腺肿。

3. 柿子与白薯，同食会形成不溶于水的结块，既难于消化，又不易排出，人就容易得胃柿石，严重者还需手术。

4. 牛奶与巧克力，同食会发生腹泻、头发干枯等症状，影响生长发育。

5. 葡萄、山楂、石榴、柿子与海鲜，同食会出现呕吐、腹胀、腹痛、腹泻等。吃海鲜后，应间隔4小时以上再吃这类水果。

6. 牛奶、酸奶，乳酪与花椰菜、黄豆、菠菜、苋菜、蕹菜等，同食影响钙的消化吸收。

7. 肉类与茶，同食会形成便秘。

8. 白酒与胡萝卜，同食会损害肝脏功能。

9. 红薯与柿子，同食会得结石。

10. 洋葱与蜂蜜，同食会伤害眼睛。

11. 豆腐与蜂蜜，同食会引发耳聋。

12. 牛肉与栗子，同食会引起呕吐。

13. 芋头与香蕉，同食会出现腹胀。

14. 花生与黄瓜，同食会伤害肾脏。

15. 萝卜与木耳，同食会皮肤发炎。

16. 猪肉菱角，同食会肝痛。

17. 鸡肉芹菜，同食伤元气。

18. 羊肉西瓜，相会是互侵。

19. 鹅肉鸡蛋，同桌损脾胃。

20. 菠菜豆腐，色美实不宜。

21. 兔肉芹菜，同食伤头发。

22. 胡萝卜白萝卜，相互冲突。

23. 狗肉如遇绿豆，会伤身。

24. 白酒与柿子，同食会胸闷。

25. 黄鳝皮蛋不可同道行。

26. 黄瓜进食之后忌花生。

27. 鲤鱼甘草加之将有害。

28. 萝卜水果不利甲状腺。

29. 蟹与柿子结伴会中毒。

30. 香蕉芋芨致胃酸胀痛。

31. 甲鱼黄鳝与蟹孕妇忌。

32. 马铃薯香蕉面部起斑。

33. 鸡蛋再吃消炎片相冲。

34. 牛肉橄榄食后涨肚子。

35. 柿子红薯搭配结石生。

36. 番茄黄瓜不能一起食。

食物搭配禁忌（二）

1. 猪肉菱角若共食，肚子疼痛不好受。

2. 牛肉栗子一起吃，食后就会发呕吐。

3. 狗肉滋补需注意，若遇绿豆定伤身。

4. 羊肉滋补大有用，若遇西瓜定相侵。

5. 兔肉芹菜本不合，同食之后头发脱。

6. 鸡肉芹菜也相忌，同食就会伤元气。

7. 鹅肉鸡蛋不同窝，一同入胃伤身体。

8. 黄瓜生熟都可以，进食之际忌花生。

9. 黄鳝皮蛋皆佳肴，不可同桌结伴行。

10. 豆腐蜂蜜伴着吃，味道虽好耳要聋。

11. 鸡蛋糖精更相克，同食中毒更伤身。

12. 柿子红薯若同吃，体内结石易形成。

13. 柿子螃蟹也相背，同食之后会腹泻。

14. 柿子白酒更不合，食后使你心发闷。

15. 鸡蛋若遇消炎片，同室操戈两相争。

16. 洋葱蜂蜜也不合，同食就会伤眼睛。

17. 香蕉芋头本不合，同时入胃腹胀痛。

18. 香蕉相克马铃薯，同食面部要起斑。

19. 鲤鱼甘草性相反，兼而食之定伤身。

20. 萝卜木耳不同食，食了容易生皮炎。

21. 萝卜水果更相背，甲状腺肿会诱发。

食物搭配禁忌（三）

1. 红薯和柿子，同食会得结石。

2. 鸡蛋和糖精，同食容易中毒。

3. 豆腐和蜂蜜，同食引发耳聋。

4. 韭菜和蜂蜜，同食导致腹泻。

5. 洋葱和蜂蜜，同食伤害眼睛。

6. 韭菜与菠菜，同食极易引致腹泻。

7. 芹菜与醋，同食极易损伤牙齿。

8. 豆腐与菠菜，同食可能导致结石。

9. 萝卜和木耳，同食皮肤发炎。

10. 芋头和香蕉，同食腹胀。

11. 羊肉和西瓜，同食伤元气。

12. 羊肉和南瓜，同食极易诱发黄疸现象。

13. 狗肉和绿豆，同食会中毒。

14. 花生和黄瓜，同食伤害肾脏。

15. 猪肉和菱角，同食肚子痛。

16. 牛肉和韭菜，同食令人发热动火。

17. 牛肉和栗子，同食引起呕吐。

18. 兔肉和芹菜，同食脱发。

19. 鸡肉和芹菜，同食伤元气。

20. 鹅肉和鸡蛋，同食伤元气。

21. 甲鱼和苋菜，同食会中毒。

22. 螃蟹和柿子，同食腹泻。

23. 鲤鱼和甘草，同食会中毒。

24. 鲫鱼和芥菜，同食极易导致水肿。

25. 红糖和皮蛋，同食会中毒。

26. 马铃薯和香蕉，同食面部生斑。

27. 白酒和柿子，同食会胸闷。

28. 白萝卜与柿子，同食极易诱发甲状腺肿病。

29. 糖精（片）和鸡蛋，同食会中毒，重则死亡。

食物搭配禁忌（四）

糯米

（1）不宜食用冷水煮。

（2）不宜常吃剩油炒饭。

高粱

（1）不宜常吃加热后放置的高粱米饭或煮剩的高粱米饭。

（2）不宜加碱煮食。

黄豆

（1）不宜多食炒熟的黄豆。

（2）对黄豆过敏者不宜食用。

（3）服用四环素类药物时不宜食用。

（4）服用红霉素、灭滴灵、甲氰咪胍时不宜食用。

（5）服用左旋多巴时不宜食用。

（6）不宜煮食时加碱。

（7）食用时不宜加热时间过长。

（8）服用铁制剂时不宜食用。

（9）服氨茶碱等茶碱类药时不宜食用。

（10）不宜与猪血、蕨菜同食。

（11）不宜多食。

豆浆

（1）饮用时加热时间不宜过短。

（2）不易和鸡蛋同时煮食。

（3）豆浆不易加红糖饮用。

（4）暖水瓶装豆浆不宜饮用。

（5）喝豆浆时不宜食红薯或橘子。

（6）不宜多饮。

红豆

（1）忌与米同煮，食之发口疮。

（2）不宜与羊肉同食。

（3）蛇咬伤，忌食百日。

（4）多尿者忌用。

绿豆

（1）服温热药物时不宜食用。

（2）服用四环素类药物时不宜食用。

（3）服甲氰咪胍、灭滴灵、红霉素时不宜食用。

（4）服用铁制剂时不宜食用。

（5）煮食时不宜加碱。

（6）老人、病后体虚者不宜食用。

（7）不宜与狗肉、榧子同食。

食物搭配禁忌（五）

猪脂

（1）服降压药及降血脂药时不宜食用。

（2）不宜用大火煎熬后食用。

（3）不宜久贮后食用。

（4）不宜食用反复煎炸食物的猪油。

菜籽油

（1）菜籽油经高温处理后贮存。

（2）带有哈喇的菜籽油不应食用。

食物相冲相忌（六）

猪肉

（1）不宜食用未摘除甲状腺的猪肉。

（2）服降压药和降血脂药时不宜多食。

（3）禁忌食用猪油渣。

（4）小儿不宜多食。

（5）不宜在刚屠后煮食。

（6）未剔除肾上腺和病变的淋巴结时不宜食用。

（7）老人不宜多食瘦肉。

（8）食用前不宜用热水浸泡。

（9）在烧煮过程中忌加冷水。

（10）不宜多食煎炸咸肉。

（11）不宜多食加硝腌制之猪肉。

（12）不宜多食午餐肉。

（13）不宜多食肥肉。

（14）忌与鹌鹑同食，同食令人面黑。

（15）忌与鸽肉、鲫鱼、虾同食，同食令人滞气。

（16）忌与荞麦同食，同食令人落毛发。

（17）忌与菱角、黄豆、蕨菜、桔梗、乌梅、百合、巴豆、大黄、黄连、苍术、芫荽同食。

（18）忌与牛肉、驴肉（易致腹泻）、羊肝同食。

（19）服磺胺类药物时不宜多食。

猪肝

（1）忌与荞麦、黄豆、豆腐同食，同食发痼疾。

（2）忌与鱼肉同食，否则令人伤神。

（3）忌与雀肉、山鸡、鹌鹑肉同食。

猪血

（1）忌黄豆，同食令人气滞。

（2）忌地黄、何首乌。

羊肉

（1）不宜多食烤羊肉串。

（2）不宜食用反复剩热或冻藏加温的羊肉。

（3）有内热者不宜应多食。

（4）服用泻下药后不宜食用。

（5）不宜食用未摘除甲状腺的羊肉。

（6）不宜与乳酪同食。

（7）不宜与豆酱、醋同食。

（8）不宜与荞麦同食。

（9）服用中药半夏、菖蒲时禁忌食用。

（10）烧焦了的羊不应食用。

（11）未完全烧熟或未炒熟不宜食用。

（12）不宜用不适当的烹制方法烹制食用。

狗肉

（1）小儿禁忌多食。

（2）不宜食用甲状腺未摘除的狗肉。

（3）食大蒜及服商陆、杏仁时禁忌食用。

（4）不宜食用剩热或冷藏加工之品。

（5）不宜与鲤鱼同时食用。

（6）不宜与大蒜同时食用。

（7）食后不宜饮茶。

羊肝

（1）忌与生椒、梅、赤豆、苦笋、猪肉同食。

（2）不宜与富含维生素 C 的蔬菜同食。

牛肉

（1）不宜食用反复剩热或冷藏加温的牛肉食品。

（2）内热盛者禁忌食用。

（3）不宜食用熏、烤、腌制之品。

（4）不宜用不适当的烹制方法烹制食用。

（5）不宜食用未摘除甲状腺的牛肉。

（6）不宜使用炒其它肉食后未清洗的炒菜锅炒食牛肉。

（7）与猪肉、白酒、韭菜、薤（小蒜）、生姜同食易致牙龈炎症。

（8）与栗子不宜同食。

（9）不宜与牛膝、仙茅同用。

（10）服氨茶碱时禁忌食用。

牛肝

（1）忌鲍鱼、鲇鱼。

（2）不宜与富含维生素 C 的食物同食。

鸡肉

（1）食时不应饮汤弃肉。

（2）禁忌食用多龄鸡头。

（3）禁忌食用鸡臀尖。

（4）不宜与兔肉同时食用。

（5）不宜与鲤鱼同时食用。

（6）不宜与大蒜同时食用。

（7）服用左旋多巴时不宜食用。

（8）服用铁制剂时不宜食用。

鸭肉

（1）反木耳、胡桃。

（2）不宜与鳖肉同食，同食令人阴盛阳虚，水肿泄泻。

马肉

（1）不宜与大米（粳米）、猪肉同食。

（2）忌同食生姜、苍耳。

驴肉

（1）忌荆芥。

（2）不宜与猪肉同食，否则易致腹泻。

雀肉

（1）春夏不宜食，冬三月为食雀季节。

（2）不宜与猪肝、牛肉、羊肉同食。

（3）忌李子、白术。

水产类食物相冲相忌（七）

注意：凡海味均禁与甘草同食。

鲤鱼

（1）脊上两筋及黑血不可食用。

（2）服用中药天门冬时不宜食用。

（3）不宜食反复剩热或反复冻藏加温之品。

（4）不宜食用烧焦的鱼肉。

（5）不宜与狗肉同时食用。

（6）不宜与小豆藿同时食用。

（7）不宜与赤小豆同时食用。

（8）不宜与咸菜同时食用。

（9）不宜与麦冬、紫苏、龙骨、朱砂同时食用。

带鱼

（1）带鱼过敏者不宜食用。

（2）服异烟肼时不宜食用。

（3）身体肥胖者不宜多食。

蟹

（1）不宜食用死螃蟹。

（2）不应食用生蟹。

（3）不应食用螃蟹的鳃及胃、心、肠等脏器。

（4）不宜食用隔夜的剩蟹。

（5）不宜与柿子同时食用。

（6）服用东莨菪碱药物时不宜食用。

（7）寒凝血瘀性疾病患者不应食用。

（8）服用中药荆芥时不宜食用。

（9）不宜与梨同时食用。

（10）不宜与花生仁同时食用。

（11）不宜与泥鳅同时食用。

（12）不宜与香瓜同时食用。

（13）不宜与冰水、冰棒、冰淇淋同时食用。

田螺

（1）服用左旋多巴时不宜食用。

（2）不宜和石榴、葡萄、青果、柿子等水果一起食用。

（3）不宜与猪肉同时食用。

（4）不宜与木耳同时食用。

（5）不宜与蛤同时食用。

（6）不宜与香瓜同时食用。

（7）不宜与冰同时食用。

虾

（1）严禁同时服用大量维生素 C，否则，可生成三价砷，能致死。

（2）不宜与猪肉同食，损精。

（3）忌与狗、鸡肉同食。

（4）忌同食糖。

鲫鱼

（1）不宜与芥菜、猪肝、猪肉、蒜、鸡肉、鹿肉等同食。

（2）忌同食山药、厚朴、麦冬、甘草。

鳖肉

（1）忌同食猪肉、兔肉、鸭蛋、苋菜。

（2）忌与薄荷同煮。

（3）忌与鸭肉同食，久食令人阴盛阳虚，水肿泄泻。

黄花鱼

（1）忌用牛、羊油煎炸。

（2）反荆芥。

鲶鱼

（1）不宜与牛肝同食。

（2）忌用牛、羊油煎炸。

（3）不可与荆芥同用。

鳝鱼

（1）忌狗血、狗肉，同食助热动风。

（2）忌荆芥，同食令人吐血。

（3）青色鳝鱼有毒，黄色无毒。有毒鳝鱼一次吃 250 克，可致死。

注：海鳗鱼不宜与白果、甘草同食。

青鱼

（1）忌用牛、羊油煎炸。

（2）不可与荆芥、白术、苍术同食。

泥鳅

不宜与狗肉同食。

海带

不宜与甘草同食。

龟肉

不宜与酒、果、瓜、猪肉、苋菜同食。

蜗牛

忌同食蝎子。

牡蛎肉

不宜与糖同食。

食物相冲相忌（八）

鸡蛋

（1）不宜食用生鸡蛋。

（2）食用加热时间不宜过长。

（3）不宜用豆浆冲鸡蛋食用。

（4）不宜多食。

（5）保存鸡蛋时不宜横放。

（6）脏鸡蛋不宜用清水冲洗。

（7）煮熟的鸡蛋不宜用冷水冷却。

（8）服用氨茶碱类药物时不宜多食鸡蛋。

（9）炒鸡蛋时不宜放味精。

（10）不宜与甲鱼同时食用。

（11）不宜食用死胎蛋。

（20）服磺胺类药物和碳酸氢钠时不宜食用。

（13）宿食积滞者不宜食用。

（14）服用左旋多巴时不宜多食。

（15）不宜偏食红皮鸡蛋。

（16）禁忌食用臭鸡蛋。

（17）不宜与兔肉同时食用。

（18）不宜与鲤鱼同时食用。

（19）不宜与生葱、蒜同时食用。

（20）不宜与豆浆同时食用。

皮蛋（松花蛋）

（1）食用皮蛋时宜加醋。

（2）不宜多食松花蛋。

牛奶

（1）吃橘子时不宜喝牛奶。

（2）易困倦者不宜饮用牛奶。

（3）牛奶忌饮用过量。

（4）空腹时不宜饮用。

（5）不宜早晨饮用。

（6）不宜久煮或冰冻后饮用。

（7）不宜用文火煮食。

（8）不宜不加糖饮用。

（9）牛奶中加糖不应过量。

（10）牛奶中加糖不应过少。

（11）牛奶不应和糖同煮。

（12）牛奶不应加红糖饮用。

（13）铅作业者不应饮用牛奶。

（14）对牛奶过敏者不宜饮用。

（15）不耐受牛奶的人不宜饮用。

（16）夏季不应饮用冷牛奶。

（17）回潮变硬的奶粉不宜食用。

（18）不宜长时间用保温瓶装牛奶。

（19）牛奶与巧克力糖不宜同时食用。

（20）牛奶有沉淀物时禁忌食用。

（21）不宜冰冻保存后食用。

（22）食用牛奶中不应加钙粉。

（23）不宜与豆浆同煮。

（24）不宜用塑料容器或玻璃容器装牛奶。

（25）服用红霉素、灭滴灵、甲氰咪胍及四环素类药物时不宜饮用。

（26）服用丹参片时不宜饮用牛奶。

（27）喂婴幼儿不应用掺水牛奶。

（28）喂养婴幼儿不宜单用牛奶。

（29）不宜用牛奶加米汤喂婴幼儿。

酸牛奶

（1）忌加热后食用。

（2）服磺胺类药及碳酸氢钠时禁忌饮用。

食物相冲相忌（九）

苹果

（1）不宜食用过多。

（2）不宜与萝卜同时食用。

（3）服磺胺类药物和碳酸氢钠时不宜食用。

（4）不宜与海味同食（海味与含有鞣酸的水果同吃，则易引起腹痛、恶心、呕吐等）。

梨

（1）服用糖皮质激素后不宜食用。

（2）服复磺胺类药物和碳酸氢钠时不宜食用。

（3）不宜与鹅肉、蟹同食。

（4）不宜食后饮开水（易致腹泻）。

（5）忌多吃。

（6）忌与油腻、冷热之物杂食。

李子

（1）服中药白术时不应食用。

（2）体虚、久病者不宜多食。

（3）服磺胺类药物时不宜食用。

（4）不宜与鸡蛋同食。

（5）不宜与青鱼同食。

（6）不宜与蜂蜜同食。

（7）不宜与雀肉同食。

荔枝

（1）不宜多食。

（2）服维生素 K 时不宜食用。

（3）不宜和动物肝脏同时食用。

（4）不宜与胡萝卜及黄瓜同时食用。

（5）服阿司匹林、异烟肼、布洛芬、退热净等药时不宜食用。

（6）服苦味健胃药时不宜食用。

桃

（1）不应食用两仁的桃。

（2）食用龟肉、鳖肉及服中药白术时不宜食用。

（3）服用退热净、阿司匹林、布洛芬时不宜食用。

（4）服用糖皮质激素时不应食用。

枣

（1）腐烂变质的枣忌食用。

（2）服用维生素 K 时禁忌食用。

（3）不应和黄瓜或萝卜一起食用。

（4）不应和动物肝脏同时食用。

（5）不可与海鲜同食，否则令人腰腹疼痛。

（6）不可与葱同食，否则令人脏腑不合，头胀。

（7）服用退热净、布洛芬等药时禁忌食用。

（8）服苦味健胃药及驱风健胃药时不应食用。

香蕉

（1）服用痢特灵、甲基苄肼、优降宁、苯乙肼时不宜食用。

（2）服安体舒通、氨苯蝶啶和补钾药时不宜食用。

（3）不宜空腹食用。

（4）服红霉素、甲氰咪呱、灭滴灵时不宜食用。

（5）不宜与白薯同食。

瓜子

（1）多味葵花籽不宜多食。

（2）育龄青年不宜多食（能引起睾丸萎缩）。

菠萝

（1）未作加工处理者不宜食用。

（2）对菠萝过敏者不宜食用。

（3）不宜与萝卜一起食用。

（4）服用铁制剂时不宜食用。

（5）不宜与蛋白质丰富的牛奶、鸡蛋同时食用。

（6）服用四环素类药物及红霉素、灭滴灵、甲氰咪呱时不宜食用。

（7）服用维生素K及磺胺类药物时节不宜食用。

柿子

（1）忌与蟹、水獭肉同食，同食腹痛、大泻。

（2）忌与红薯、酒同食。

桔子

（1）忌与萝卜同食，同食诱发甲状腺肿。

（2）忌与牛奶、蟹、蛤同食。

葡萄

（1）不宜与海鲜类、鱼类同食。

（2）服人参者忌用。

（3）忌铁器烹制。

（4）忌与四环素同吃。

杨梅

（1）忌同食生葱。

（2）不宜与羊肚，鳗鱼同食。

银杏（白果）

（1）严禁多吃，婴儿吃10颗左右可致命，三、五岁小儿吃30～40颗可致命。

（2）不可与鱼同吃，同食则产生不利于人体的生化反应，小儿尤忌。

杏

忌与小米同食，否则令人呕泻。

芒果

忌与大蒜等辛物同食。

食物搭配禁忌（十）

纯净水

（1）饭前饭后不宜多饮。

（2）不宜在大渴后痛饮。

（3）炉灶中反复煮沸及煮沸久的水不宜饮用。

（4）开水锅炉中隔夜重煮或未重煮的开水不宜饮用。

（5）蒸饭后的蒸锅水不宜饮用。

（6）不宜用冷水煮饭。

（7）长期用嗓后不应饮冷饮。

茶水

（1）服用中药威灵仙、土茯苓时禁忌饮茶。

（2）空腹时不宜饮用。

（3）不宜在吃饭前后饮茶。

（4）哺乳期的妇女不应饮用浓茶。

（5）隔夜残茶不宜饮用。

（6）不宜用茶水煮鸡蛋食用。

（7）长期不刷牙的人不宜饮茶。

（8）茶叶不宜久放后饮用。

（9）第一杯茶水不宜饮用。

（10）不宜用保温瓶或杯沏茶饮用。

（11）不宜饮用浸泡过久的茶水。

（12）饮茶不宜过量。

（13）不宜煮茶水饮用。

（14）不宜嚼食未泡过的茶叶。

（15）饮用新茶不宜过浓。

（16）不宜用滚开水泡茶。

（17）有焦味的茶叶不应饮用。

（18）服用含金离子的药物时不宜饮茶。

（19）服酶制剂时禁忌饮茶。

（20）服抗生素时不应用茶送服。

（21）服用碳酸氢钠时不应饮茶。

（22）服用洋地黄、洋地黄甙片及地高辛等强心药时不应饮茶。

（23）服用潘生丁药时禁忌饮茶。

（24）服用镇静、催眠药物时不应饮茶。

（25）服用单胺氧化酶抑制剂时不应饮茶水。

（26）服用维生素 B1 及利福平时不宜饮用。

（27）儿童禁忌饮茶。

（28）饮酒后不宜饮浓茶，加重心肾损害。

（29）吃狗肉后忌喝茶。

（30）喝茶水不宜加白糖。

（31）饮茶后不宜吃四环素类药物、奎宁。

酒

（1）乳母不宜饮用。

（2）孕妇不宜饮用。

（3）无症状澳抗携带者不应饮用。

（4）未成年人不应饮酒。

（5）空腹时不应饮酒。

（6）育龄青年不应饮用。

（7）洗澡前不应饮酒。

（8）维生素 B1 及维生素 B2 缺乏的人不宜饮酒。

（9）不宜饮酒取暖。

（10）冬泳前后不宜饮酒。

（11）服药前后禁忌饮酒。

（12）饮酒时不应吸烟。

（13）临睡前不应饮酒。

（14）不宜饮用混合酒。

（15）不宜与咖啡同时饮用。

（16）酒后不宜大量饮浓茶水。

（17）刚酿的白酒不应饮用。

（18）瓶装酒不宜久存。

（19）塑料桶不宜贮存酒。

（20）不宜用锡壶盛酒。

（21）不宜用热水瓶或旅行水壶装酒饮用。

（22）忌长期饮用。

（23）精神受刺激时不应多饮酒。

（24）服用抗心绞痛药物时不应饮酒。

（25）服用降压药时不应饮酒。

（26）服用痢特灵、甲基苄肼、苯乙肼时禁忌饮酒。

（27）服用镇静安定药物时禁忌饮酒。

（28）服用降血糖药时禁忌饮酒。

（29）服用止血药时不应饮用。

（30）服用水杨酸类药物时不宜饮用。

（31）服用利尿药物时不宜饮用。

（32）服用利福平、红霉素和抗血吸虫药硝硫氰时不宜饮用。

（33）饮酒后不宜吃柿子。

（34）饮酒后不宜同食牛肉。

（35）饮酒后忌喝牛奶。

（36）饮酒后忌食糖。

（37）酒后忌食辣物及芥末。

啤酒

（1）患慢性病的人不宜饮用。

（2）胖人不宜多饮常饮。

（3）不宜与白酒同时饮用。

（4）不应兑汽水饮用。

（5）不应用保温瓶装啤酒。

（6）服用甲基苄肼、苯乙肼时不宜饮用。

（7）饭前不应饮用冰镇啤酒。

（8）不宜饮用久存的啤酒。

（9）剧烈运动后禁忌饮啤酒。

（10）不宜同食腌熏食品。

（11）不宜用水垢的容器装啤酒。

（12）老年人不宜常饮、多饮。

汽水

（1）饱餐后不宜饮用。

（2）开盖后放置的汽水不应饮用。

（3）吃饭时不宜饮用。

（4）饮酒时不宜喝汽水。

（5）汽水瓶内、外部不洁或漏水漏气者不宜饮用。

（6）商标不全或过期汽水不宜饮用。

（7）瓶内有杂质或异色沉淀物的不应饮用。

（8）色泽特鲜艳的汽水或异常色泽者不应饮用。

（9）不冒气的汽水不应饮用。

（10）汽水香气与应具的香型不符或有其它气味者不宜饮用。

（11）口感苦涩的汽水不宜饮用。

（12）酸性汽水不宜多饮。

（13）劳动后不宜大量饮用汽水。

咖啡

（1）不宜与酒同时饮用。

（2）小儿不宜饮用。

（3）喝咖啡不宜吸烟。

（4）不宜长期饮用咖啡。

（5）不宜短时间内大量饮用。

（6）孕妇不宜过量饮用咖啡。

（7）饮用前不应长时间的煎煮。

（8）服单胺氧化酶抑制剂时不应饮用。

（9）饮咖啡忌吃多酶片及维生素 C。

食物搭配禁忌（十一）

葱

（1）不宜与杨梅、蜜糖同食，同食易气壅胸闷。

（2）忌与枣、常山、地黄同食。

醋

（1）忌与丹参、茯苓同食。

（2）不宜与海参、羊肉、奶粉同食。

（3）忌与壁虎同食，严重可致死。

蒜

（1）一般不与补药同服。

（2）忌与蜜、地黄、何首乌、牡丹皮同食。

糖

（1）忌与虾同食。

（2）不可与竹笋同煮同食。

（3）不宜与牛奶、含铜食物同食。

第四节　药物搭配禁忌

　　一般来说，在使用一种药物疗效不佳时，就需要选择其他的药物进行合理的配伍。但是并不是所有的配伍都是合理的，有些配伍使药物的治疗作用减弱，导致治疗失败；有些配伍使副作用或毒性增强，引起严重不良反应；还有些配伍使治疗作用过度增强，超出了人体的承受能力后，也可引起不良反应，乃至危害病人等严重情况。

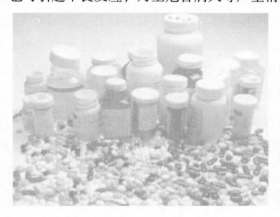

【图2.3.4.1 西药搭配误食危害大】

　　这些配伍均属配伍禁忌，接下来，编者通过相关资料总结一些临床上常见的配伍禁忌。

　　1. β－内酰胺类药物与丙磺舒合用，可使前者在肾小管的分泌减少、血药浓度增加、作用时间延长。因此，二者合用时，应注意减少前者的用药剂量。

　　2. β－内酰胺类药物不可与酸性或碱性药物配伍。如：氨基糖苷类、氨基酸、红霉素类、林可霉素类、维生素 C、碳酸氢钠、氨茶碱、谷氨酸钠等。因此，输液时只能用生理盐水溶解药物，不能用葡萄糖注射液溶解。

3. 氟氯西林勿与血液、血浆、水解蛋白及脂肪乳配伍。其他 β - 内酰胺类药物也应注意。

4. 头孢西丁钠与多数头孢菌素均有拮抗作用，配伍应用可致抗菌疗效减弱。与氨曲南配伍，在体内外均起拮抗作用，与萘夫西林、氯唑西林、红霉素、万古霉素等，在药效方面不起相互干扰作用。

5. 头孢菌素类（特别是第一代头孢菌素）不可与高效利尿药（如速尿）联合应用，防止发生严重的肾损害。青霉素类中的美西林也不可与其配伍。

6. 氨基糖苷类药物不宜与具有耳毒性（如红霉素等）和肾毒性（如强效利尿药、头孢菌素类、右旋糖苷类、藻酸钠等）的药物配伍，也不宜与肌肉松弛药或具有此作用的药物（如地西泮等）配伍，防止毒性加强。本类药物之间也不可相互配伍。

7. 去甲万古霉素与许多药物可产生沉淀反应，因此含本品的输液中不得添加其他药物。克林霉素不宜加入组成复杂的输液中，以免发生配伍禁忌；此外，本类药物与红霉素有拮抗作用，不可联合应用。磷霉素与一些金属盐可生成不溶性沉淀，勿与钙、镁等盐相配伍。

8. 呋喃妥因与萘啶酸有拮抗作用，不宜合用。呋喃唑酮有单胺氧化酶抑制作用，可抑制苯丙胺等药物的代谢而导致血压升高；使用本品期间，食用含多量酪胺的食物，也可有类似反应。

9. 抑制肠道菌群的药物可抑制柳氮磺吡啶在肠道中的分解，从而影响 5 - 氨基水杨酸的游离，有降效的可能，尤以各种广谱抗菌药物为甚。

10. 碱性药物、抗胆碱药物、H2 受体阻滞剂均可降低胃液酸度而使喹诺酮类药物的吸收减少，应避免同服。利福平（RNA 合成抑制药）、氯霉素（蛋白质合成抑制药）均可使本类药物的作用降低，使萘啶酸和氟哌酸的作用完全消失，使氟嗪酸和环丙氟哌酸的作用部分抵消。

11. 克林霉素与红霉素有拮抗作用，不可联合应用，也不宜组成复杂的输液。

12. 四环素类避免与抗酸药、钙盐、铁盐及其他含重金属离子的药物配伍，以防发生络合反应，阻滞四环素类的吸收。牛奶也有类似的作用。

13. 磺胺类不宜与含对氨苯甲酰基的局麻药（如：普鲁卡因、苯佐卡因、丁卡因等）合用，以免降效。

14. 多粘菌素 B 与其他有肾毒性或神经肌肉阻滞作用的药物不可配伍，以防意外。

15. 对氨基水杨酸钠忌与水杨酸类同服，以免胃肠道反应加重及导致胃溃疡。此外，本品可干扰利福平的吸收，同时应用应间隔 6 ~ 8 小时。

16. 酮康唑和异曲康唑的吸收和胃液的分泌密切相关，因此不宜与抗酸药、抗胆碱药。

17. 多沙普仑禁与碱性药合用；慎与拟交感胺、单胺氧化酶抑制剂（MAOI）合用。

18. 吗啡禁与氯丙嗪注射液合用。哌替啶不宜与异丙嗪多次合用，以免发生呼吸抑制；与单胺氧化酶抑制剂（MAOI）合用可引起兴奋、高热、出汗、神志不清。芬太尼也有此反应。

19. 阿司匹林与糖皮质激素合用可能是胃肠道出血加剧，应禁止配伍；与布洛芬等非甾体抗炎药合用使后者的浓度明显降低，也不宜合用；与碱性药配伍，可促进本品的排泄而降低疗效，不宜合用。

20. 抗抑郁药不宜与 MAOI 合用。因二者作用相似，均有抗抑郁作用，合用时必须减量应用。另外，也不宜与拟肾上腺素类药物合用。抗抑郁药可增强拟肾上腺素药的升压作用。

21. 丙戊酸钠可抑制苯妥英钠、苯巴比妥、扑米酮、氯硝西泮的代谢，易使其中毒，故在合用时应注意调整剂量。

22. 左旋多巴禁与单胺氧化酶抑制剂、麻黄碱、利血平及拟肾上腺素药合用。卡比多巴不宜和金刚烷胺、苯扎托品、丙环定及苯海索合用。

23. 在应用强心甙期间，忌用钙注射液、肾上腺素、麻黄碱及其类似药物。因这些药物可增加其毒性。

此外，利血平可增加其对心脏的毒性，也应警惕。由于这类药物脂溶性高，主要在肝脏代谢，故在和肝酶诱导剂或抑制剂合用时，应注意调整剂量。

24. 像去甲肾上腺素这类以强碱弱酸盐形式应用的药物，避免和碱性药物配伍，否则，会产生沉淀。

25. 乙酰半胱氨酸能增加金制剂的排泄；减弱青霉素、四环素、头孢菌素类的抗菌活性，故不宜合用。必要时可间隔 4 小时交替使用。

26. 可待因类中枢镇痛药与中枢抑制药合用，可产生相加作用。

27. 酮替芬与口服降糖药合用，少数患者可见血小板减少，故二者不宜合用。

28. 西咪替丁不宜与抗酸剂、甲氧氯普胺合用，如必须合用，应间隔 1 小时。此外，也不宜与茶碱、苯二氮卓类安定药、地高辛、奎尼丁、咖啡因、华法林类抗凝药、卡托普利及氨基糖苷类药物配伍。

29. 酶类助消化药不宜与抗酸剂合用，否则，使其活性降低。

30. 铁剂不宜与含钙、磷酸盐类、鞣酸的药物及抗酸剂和浓茶合用，否则，可形成沉淀，影响其吸收；与四环素类合用，可相互影响吸收。

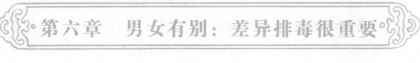

第六章 男女有别：差异排毒很重要

根据中医的差异性诊治思想，我们知道，每个人的体质不同，在治病用药的时候需要有针对性的措施。其实，体质差异还包括男女的分别。

我们知道，男女代表阴阳之分，固有天然差别，其生理表现和成长规律稍有不同，所以，在排毒的时候，有必要从男女体质上进行区别对待。

第一节 不止因为美丽，男性也要进行皮肤排毒

皮肤是人体最大的排毒器官，皮肤上的汗腺和皮脂腺，能够通过出汗等方式排除其他器官难以排出的毒素。一说到养颜美容的话题，似乎人们的注意力都会放在女士身上，其实男性也不应该被排除在肌肤护理范围之外，而且男性更应该加强体内排毒工作，为什么呢？因为男性的体内更容易沉淀毒素。那么，诱因何在？

首先，绝大多数男性有抽烟习惯，或者即便是不抽烟，因为社交圈以男性朋友为主，所以免不了受到二手烟的伤害。此外，男性朋友有更强的饮酒倾向，更有甚者，其抽烟和饮酒的频率可以达到每天都有进行。而且由于生活压力的增加，越来越多的人们不得不加倍工作，如熬夜加班等来完成任务，要知道，熬夜加班除了会使面色不好之外，身体内在也会出现很多严重病症。

因此，男性排毒可不是为了面子那么简单，更是为了保证身体健康。一般说来，年龄超过40会更容易出现记忆力衰退、身体开始臃肿不适、精力感到不济、食欲不振、脸色沉暗等问题，其实这就是身体新陈代谢不畅的表现，这就是身体里的毒素，人们之所以没有很严重的不适感或病症，只是这些毒素还没有发作而已！

所以，有时候强壮真的只是表象，一旦体内的毒素积聚到了一定程度，就会堵塞人们的血管，同时进入血液，损害内脏器官，如此一来，人们的身体自然会随之崩溃！因此，建议男性朋友如果已经出现如便秘、肥胖、高血压、早衰、口臭、青春痘、胃肠炎等症状的时候，就及时开始行动，通过养生保健食品和药品来扭转困局。

所幸，因为当前人们对健康和美丽的重视程度逐渐增强，已经有不少男性朋友注意通过观察脸色来矫正错误的生活习惯，并因此形成良好的体质和气色。接下来，编者重点从男性皮肤排毒的角度去说明，如何根据黄帝内经等传统中医学知识去调理身体，去除身体毒素，保证皮肤光泽。

首先，纠正改掉各种不良的生活习惯，如熬夜，不爱运动，长时间使用电脑等，在充分保证休息时间的基础上，做一些户外运动，培养良好的爱好活动，促进身心双层面的健康。

其次，做好深层净化皮肤等工作，这样便可以中和皮肤毒素，促进血液和淋巴的微循环，有效排出毒素，净化肌肤，从而使皮肤由内而外地呈现健康的肤色。

此外，如今市场上也是存在很多养生保健类的产品，当然，其中不乏有效果突出的好产品。不过，俗话说，药补不如食补，经过几千年发展中医养生知识已经是非常完善和系统了，所以，对于一些情况并不严重的早起病症患者来说，没必要去花高价格买所谓的保健品，从日常饮食中合理摄取营养成分，补充皮肤和身体所需足矣。

而说到男士排毒养颜的食物，编者建议男性朋友最好选择在夏末秋初增强养护工作，因为此时可谓是排毒养颜的好时机。当然，这并不是说除此以外的时间就没必要做保养工作了，只是从效果来说，没有夏末秋初明显罢了。

具体到排毒效果明显的食物，有这样几种。

1. 红糖

说到红糖，很多男性朋友第一反应认为红糖是女性尤其是在经期经常服用的产品，换成给男性食用似乎很显惊讶。其实，没必要这样，因为红糖含有的特殊成分"糖蜜"，具有强力的"解毒"功效，能将过量的黑色素从真皮层中导出，通过全身的淋巴组织排出体外，从源头阻止黑色素的生成。

此外，红糖中蕴含的胡萝卜素、核黄素、烟酸、氨基酸、葡萄糖等成分对细胞具有强效抗氧化及修护作用，能使皮下细胞排毒后迅速生长，避免出现色素反弹，真正做到美白护肤。

2. 番薯

番薯又被称为红薯或地瓜。据研究发现，番薯中含有丰富的维生素 A 维生素 C 元素。其中维生素 A 可以令眼睛更健康，而维生素 C 则有健美作用，此外，番薯中所含的钾元素既可以保持心率正常，还可预防高血压。而其较高的纤维素含量更是可以将肠道内的废气及废物排出体外，有助预防大肠癌。

3. 菊花茶

菊花是一种营养成分颇多，应用很广的食材。菊花中含有挥发油、菊甙、腺嘌呤、氨基酸、胆碱、水苏碱、小檗碱、黄酮类、菊色素、维生素，微量元素等物质，可抗病原体，增强毛细血管抵抗力；其中的类黄酮物质已经被证明对自由基有很强的清除作用，而且在抗氧化，防衰老等方面卓有成效。

从营养学角度分析，植物的精华在于花果。菊花花瓣中含有 17 种氨基酸，其中谷氨酸、天冬氨酸、脯氨酸等含量较高。此外，还富含维生素及铁、锌、铜、硒等微量元素，因而具有一般蔬果无法比拟的作用。

据相关医术记载发现，菊花味甘苦，性微寒；食用可以达到散风清热、清肝明目和解毒消炎等效果。对治疗口干、火旺、目涩，或由风、寒、湿引起的感冒风热，头痛、肢体疼痛、麻木的疾病均有不错的疗效。

4. 黑木耳

资料显示，黑木耳含有的植物胶质有较强的吸附力，可吸附残留在人体消化系统内的杂质，清洁血液，经常食用黑木耳可以有效清除人们体内的污染物质。

黑木耳也是一种很好的清肠排毒食物，而且经过风干的黑木耳遇水后变得膨胀，会给肠道带来更多水分。不过，对于排便困难者，想依靠吃一顿黑木耳就实现顺畅通便是很困难的，也是不太现实的，治疗长期经常性便秘还是需要增加黑木耳的使用量或者辅助运动方式，实在没有效果的则需要向专业医师寻求帮助。

5. 醋泡黑豆

黑豆，也称为乌豆，其中含有丰富的蛋白质、多种矿物质和微量元素。中医认为，黑豆味甘、性平、无毒。有解表清热、补肾壮阴、养血平肝、补虚黑发的良好功效。李时珍认为：黑豆入肾功多，故能治水、消胀，下气，治风热而活血解毒。

在制作这款药膳的时候，可以先将黑豆洗净放入瓶中，倒入 2 倍分量的食醋，过 10 天后食用，每次饭后吃 10 粒豆子。食醋可以分解体内的脂肪，缓解便秘、消除宿便；豆子里含有植物性蛋白质，对补充体力非常有好处。

不过，并不是所有人都适合食用这类食物，比如对植物蛋白过敏的人就不能吃；胃肠功能低下者，特别是胃不好的人，吃了会胀气不消化，而很多中老年人肠胃都不好，吃了反而就有害了。因为醋在人

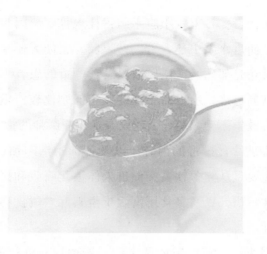

【图2.6.1.1 排毒佳品醋泡黑豆】

体内代谢后呈碱性，所以痛风患者和酸性疾病有关的患者可以食用。

6. 蜂蜜

自古以来，蜂蜜就被人们认为是排毒养颜的佳品。蜂蜜中含有多种人体所需的氨基酸和维生素，常吃蜂蜜在排出毒素的同时，对防治心血管疾病和神经衰弱等症也有一定效果。蜂蜜中所含的糖类比较丰富，可吸取体内水分留在肠腔里，利于清肠排毒。

但在食用蜂蜜的时候，方法很多，在此建议最好是空腹服用蜂蜜，因为空腹进食，肠道蠕动是最快的，需要提醒大家的是，要用偏凉的温水冲服蜂蜜，因为，太热或太冷都会破坏其营养结构。

7. 每天一餐用水果代替正餐

之所以建议在一定程度上用水果代替正餐，是因为随着人们生活水平的逐渐提高，身体肥胖的现象愈发多见。此外，有些人即便年轻时没有出现过分肥胖，但因为年龄增长，也或多或少地出现身体臃肿，行动不便的情况，因此，也是很有必要在保证营养和身体健康的情况下，将身体的有害毒素排出，做到身体矫健。

所以，如果平日食用较多米饭的人们，可以在一个月内将每天中的一餐以水果代替，月末时小腹平坦得让人惊叹。因为水果的纤维素含量比较高，而且水果中还含有一些果胶，会使大便变软，对排便有帮助。不过，还是那句话，任何情况及其严重的患者不要希望依靠这些小妙招就恢复过来，所以对于那些肠道问题比较严重的人来说，靠水果清肠排毒效果不会太明显，建议寻求专业医师的指导。

以上主要是饮食排毒的内容，以及各种生活习惯的培养和塑造。这部分内容主要是从完善饮食，促进人体消化吸收和排出的角度来防止毒素形成和沉积，以及多食用富含维生素元素的食物来吸收蛋白质保证肌肤弹性。

此外每周洗一次蒸汽浴或桑拿浴，能加快新陈代谢、排毒养颜。蒸桑拿时要注意饮水，浴前喝一杯水可帮助加速排毒，浴后喝一杯水能补充水分，同时排出剩下的毒素。

不过，不管是饮食还是运动，排毒方法很多，但能不能达到最终的良好效果，除了方法，那就一定是执行的问题了。所以，如果能按照正确的方法坚持下去，并在期间不断监督反馈自己的情况，做好记录工作，那么，排毒工作就能轻松完成，到时候，何止是拥有亮泽肌肤，更重要的是拥有健康体魄和良好心理。

第二节　男性塑造健康体魄，做好全身排毒工作

中医讲究面诊，也就是说一个人的身体状况，可以完全通过面色得出对应信息，所以通过身体调理获得良好的面色是一方面，去全面清除体内毒素，拥有一个健康的体魄才是关键。而且，男士向来就是强健的代表，因此，如何做到全身排毒，对男性生活和工作无比重要。

通常情况下，人们的养生意识都认为冬季是进补的好时机，所以立秋过后，天气转凉，许多男士就开始着手进补以增强体质。当然，

144

需要确定的是，这种保养意识没有错，不过我们要知道，冬季本身就是一个收藏的季节，如果一味地进补，殊不知营养过剩是一方面不良后果，只补不排更会有无法料及的后果。即，进补的东西越多，代谢产生的"废物"也越多，如不能把来自人体外部环境和内部环境的毒素及时排出体外，对健康的危害会越来越大。所以，男士养生进补勿忘排毒。

在下面的内容中，编者将根据不同的生活环境，推荐几种切实可行的排毒方法，以供大家参考。

1. 咳嗽排毒

除了春秋时节，空气干燥，空气中漂浮大量粉尘以外，如今越来越差的空气质量，也让人们不得不每时每刻地预防各种有害气体与金属微粒以及工业废气中的毒性物质。要知道，这些有毒物质通过呼吸侵入肺泡与支气管，既损害肺脏本身，又可从这里潜入血液而"连累"全身。所以，首先保证我们呼吸进去的物质能得到保证，把有毒物质先做清理，具体来说可以借助主动咳嗽法予以清扫。

具体做法是：每天清晨、中午或睡前，到室外选择一处空气清新的地方，做深呼吸运动。深吸气时缓缓抬起双臂，呼气时使气流从口、鼻喷出，咳出痰液，如此反复做10遍，每做完一遍后进行几次正常呼吸，防止过度换气。只要每天坚持这样做，肺部就可保持清洁。

2. 运动排毒

运动是一种双面作用的养生方法，首先适量运动可以增强体质，人体的相关器官就能发挥相应功能，加快人体新陈代谢，帮助身体排毒。说到运动，现在的运动器械可谓多种多样，在此推荐几种简单容易操作的运动方式。

快步走。虽然人们每天都要走路，不过，用一种不一样的方式来走路，就能获得不错的健身效果。因此，只需在走路时加快速度，尽可能大地摆动和舒展手臂，就是最简单方便的排毒运动，它可以刺激淋巴、降低胆固醇和高血压。

练瑜伽。瑜伽可谓是顶级的排毒运动，经常练习瑜伽能够帮助血液循环，润滑关节，通过把压力施加到身体各个器官和肌肉上，来内外调节身体，展开排毒行动。

跳起来。做弹跳运动可以刺激淋巴系统排毒，松弛紧张的情绪，降低胆固醇，改善循环和呼吸，甚至驱除人体致命的蜂窝组织炎。

3. 饮食排毒

"民以食为天"，人们都是要吃饭的，吃饭其实是很讲究的事情，一方面，它需要杜绝食用有害毒素，另一方面还需要食用有益食品去清除体内毒素。所以，下面是关于不同脏腑器官排毒的菜谱清单，以便通过合理饮食，排除体内的有毒物质。

一是肝脏排毒：肝脏是重要的解毒器官，我们在日常饮食中可以多食用胡萝卜、大蒜、葡萄、无花果等来帮助肝脏排毒。

二是助肾排毒：肾脏是排毒的重要器官，它过滤血液中的毒素和蛋白质分解后产生的废料，并通过尿液排出体外。黄瓜、樱桃等蔬果有助于肾脏排毒。

三是润肠排毒：肠道可以迅速排除毒素，但是如果消化不良，就会造成毒素停留在肠道，被重新吸收，给健康造成巨大危害，魔芋、黑木耳、海带、猪血、苹果、草莓、蜂蜜、糙米等众多食物都能帮助消化系统排毒。加快人体新陈代谢，帮助皮肤和肺脏排毒。

详细说来的话，以下一些食物还可以成为大家的日常食材。

绿叶蔬菜一定要多吃，因为绿叶菜中多为碱性，可以中和饮食中糖、肉、蛋及代谢中产生的过多的酸性物质，使体液保持弱碱性，从而清除血中有毒物。常食蔬菜可选萝卜叶、青菜、油菜叶、菠菜、芥蓝、大白菜、胡萝卜、菜花、甘蓝等。

粗粮。人们都爱吃细粮，毕竟细粮吃起来滋润，但粗粮却更能帮助人体消化吸收。所以，常吃红薯、土豆、玉米、荞麦等粗粮有助于保持大便的通畅，使体内毒物不会久滞肠道。其实，粗粮中含有许多细粮（或精加工食品）所欠缺的特殊的维生素和矿物质。这些营养素有助于调节肠胃内环境，易为人体吸收并提高抗病力免疫功能。

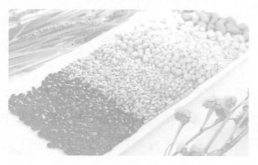

【图2.6.2.1 种类多样的粗粮】

常喝葡萄酒有益心脏健康，因为它含有丰富的柠檬酸，属于碱性饮料，这是众多酒精饮料不具备的。有报道，饮葡萄酒可预防和纠正酸中毒，还有利尿排毒作用，对治疗痛风也有功效。

绿茶中有许多解毒因子，它们易与血液中有毒物质相结合，并加速从小便排出。常饮绿茶还能防癌和降血脂。吸烟者可以多饮绿茶，因为这样可以减轻尼古丁给人体带来的伤害。

研究发现，吃豆豉有益于消化、增强脑力、提高肝脏解毒能力等效果。还能促进体内新陈代谢，清除血中毒素，起净化血液作用。此外，豆豉还含有大量能溶解血栓的尿激酶，含大量 B 族维生素和抗菌素，可防老年痴呆症。

食用水果或饮用果汁也是非常不错的选择。在选择的时候可以是柠檬、橘子、葡萄、甘蔗、柚子、青梅、苹果、番茄等。水果味道虽多呈酸味，但在体内代谢过程中能变成碱性，并能使血液保持碱性。特别是它们能将积累在细胞中的毒素"溶解"，最终经排泄系统排出体外。

海带和紫菜中含有大量胶质，有通便促使体内的放射性毒物随大

147

便一起排出体外。常吃海带和紫菜能降低癌症的发生率。肿瘤病人接受放化疗时多吃海带是有益的。它们都属碱性食品，有净化血液作用。

第三节　不同体质状态下的女性排毒法

每个人体质的形成包括先天基础和后天营养，而讲究体质养生，也是为了优化、改善自身体质，预防或减少疾病的发生。正是因为每个人的体质不同，所以中医讲究对症下药，只有吃下的食物或药物合适自己的体质才能有最好的效果。

体质的差异到底有多大呢？比如有人吃辣一点症状都没有，有的人则会出现长痘便秘等症状。当然，我们也在前文讲过不同体质下的差异性排毒方法，但是具体到女性身上，还是有很多值得学习的地方，因此，接下来，编者将坚持女性排毒的基础，讲解其中的体质排毒之法。

按照中医的观点，体质有十种类型。平和体质，是一种最健康，也是最平和的体质，不过只占人群的5%。特禀体质，属于过敏体质，包括一些遗传性疾病。另外，还有几种体质，如气虚、血虚、阳虚、阴虚、湿热、痰湿、瘀血、气郁。不过，生活中人们的体质往往不是简单的一类，而是复合存在的，可能是两种还会是更多的几种。

每种体质在不同人身上有不同表现，而要进行排毒养生就要知道我们属于哪种体质，当然，要确定自己属于哪种体质，还需要专业的医生进行评判。

结合前文我们讲到的体质排毒，可以知道，女性朋友若是气虚体质（气虚者常兼有血虚）的，可以多吃补气的食物，如菱角、荔枝、葡萄、土豆、山药、鲢鱼、鳝鱼等。特别推荐补虚症很好的山药，同时，平和的它也是很好的养生食物。

此外，也可以烹制十全大补鸡来食用调养，具体做法是，先准备党参10克、白术10克、白茯苓10克、当归6克、甘草5克、川芎3克、肉桂2克、白芍10克、黄芪10克、熟地10克、乌骨鸡或小母鸡1只、姜3片、大枣2枚，制作时将各种食材放入锅内炖煮即可。

血虚体质（血虚易发展为阴虚）者不喜欢冬天和夏天。对此，不妨多食用户一些补血的食物，如猪肝、黑米、大枣、樱桃、椰子、花生、龙眼肉、黑芝麻、南瓜等。特别推荐桂圆，因其可补血，亦可丰胸。

阴虚体质者多形体瘦长，平时可多食用补阴的食物，如鸭肉、荞麦、小麦、甲鱼、银耳、黑木耳等。亦可炖煮益气养阴排骨汤，其材料是黄芪15克、山药、玉竹各10克、麦冬10克、石斛10克、小排骨250克、姜2片，要滋润皮肤者还可加入白芷。

阳虚体质者多是形体白胖的状态，容易水肿，手脚冰凉，喜欢吃热的东西，因此喜欢夏天。对此可以多吃补阳的食物，如羊肉、白菜、番茄等。若要以药膳调理的话可以选择当归生姜羊肉汤。

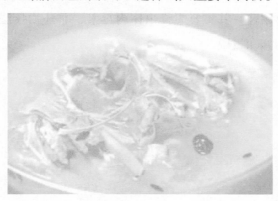

【图2.6.3.1 美味的当归生姜羊肉汤】

痰湿体质者以肥胖、腹部肥满松软为特征，容易困倦、胸闷，易患高血压等。对此，要想将体内湿毒排毒首先要控制体重，改善饮食习惯。此外，在饮食方面要多吃祛湿的食物，如白扁豆、薏苡仁、香菇、陈皮、鲈鱼等。食用药膳的话可选择：白扁豆肉片汤和香菇焖鲈鱼。

血瘀体质者多以瘦人居多，这类女性还有皮肤暗、眼眶偏黑、痛经等症状，不耐风寒。对此，一定要充分做好保暖工作。要多吃一些有活血效果的食物，如荠菜、佛手、黑木耳、洋葱、藕、桃子、栗子等。另外，平时也可炖制鲤鱼赤豆汤服用。

气郁体质的女性容易有乳房胀痛等病症，对精神刺激适应较差。对此，可以经常食用有理气功效的食物，如佛手、橙子、白萝卜、莴苣等。菜品则可以选择萝卜丝炒牛肉和黄芪红烧莴苣。

第四节　刮痧排毒可治多种女性疾病

中医的妙处之一就是有些并不算严重的症状，不用通过服药来解决，而是食疗、针灸、按摩、刮痧等其他方法。所以，女性的很多问题也不一定要用药，其实要想排出体内毒素，非药物疗法也是很好的选项，比如刮痧和拔罐。

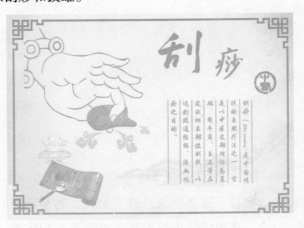

【图2.6.4.1 刮痧乃中医疗法】

150

而针对女性不同的病症，要想实现不同的目的，就需要有不同的刮痧位置和注意事项，对此，编者根据相关资料做了总结，具体内容如下：

乳腺增生

乳腺增生的肿痛虽然在乳腺，但其病根却在双侧乳腺投影的背部，刮痧拔罐治疗乳腺增生主要是要把其背部的"病根"祛掉，即用刮痧拔罐方法以出痧形式是打通背部经络、祛掉"病根"。

刮痧位置：双侧乳腺投影的背部，主要是第三胸椎到第七胸椎，背部正中线两侧各旁开1.5寸这段区间。

操作到这段区间刮痧和走罐时，若发现皮肤下结节较多可在此用角推法等手法和留罐。一个部位刮痧和走罐时间应控制在3—5分钟，留罐可留置10分钟。

需要明白的一点是，乳腺增生的发生与该结婚不结婚、该哺乳不哺乳、多次流产等行为有关，所以感情及性生活上尽可能注意并顺其自然。此外，在饮食方面，可以多吃高能量食品、情绪长期抑郁也是其发病的原因，所以平时管住嘴、保持乐观心态也很重要。

痛经及月经不调

中医认为，痛经及月经不调的症状是与肝气郁结有很大关系的，因为肝郁可造成气结，气结可造成血瘀。中医讲，不通则痛，因此肝气郁结导致的血瘀是痛经及月经不调病症的最主要原因，而刮痧拔罐则可以快速疏肝理气、打通瘀滞，经络气血一通，痛经自然就可缓解或康复。

在刮痧时先要选取背部肝俞穴（在背部第九胸椎棘突下督脉旁开1.5寸）；再选择胸部的期门穴（锁骨中线上，当第六肋间隙中），最后是足厥阴肝经的太冲穴。

刮痧操作至背部肝俞时，痛经病人一般在肝俞穴附近会出现结节，结节有很多种表现如黄豆大、蚕豆大、铜钱大，在结节明显处应进行留罐，一般可留 10～15 分钟。

　　需要注意的是，不少痛经患者与精神紧张、焦虑有关，这与现代工作生活节奏快有很大关系，所以平时要学会放松自己，会工作也要会休息。此外，长期在空调环境下尤其是夏天穿得少、室温低，加之喜欢冷饮，这都是引起痛经发生的重要原因，因此，有痛经症状的女性千万不能在空调低温状态下待太长时间，而且还要少吃冷饮，这都是预防痛经的重要方法。

宫寒不孕

　　针对宫寒不孕的病症，可以通过刮痧并配合艾灸来疏通温暖肾经，以此来达到治疗宫寒不孕的问题。

　　刮痧位置是：命门穴（在背部第二腰椎棘突下）、肾俞穴（在背部第二腰椎棘突下督脉旁开 1.5 寸）、关元穴（前正中线，脐下 3 寸）。

　　具体操作：在命门、肾俞、关元进行刮痧，待出痧后再在此穴进行艾灸，灸的时间因人而异，对于寒气较重的女性，灸的时间可较长，只要局部皮肤不感觉烧灼感就可以一直灸，可以是半小时也可是一个小时，视病人感觉而定。

　　值得注意的是，在日常生活中，宫寒不孕者忌食凉性食物，尽量少用冷气，因为夏天空调冷气很容易伤人阳气。现代女性为了减肥，常吃很多苦寒的中药，其实对阳气伤害很大，常是宫寒不孕的重要原因。

子宫肌瘤

　　用刮痧拔罐方式治疗子宫肌瘤的肿痛，其原理与治疗乳腺增生相似，其病虽然在子宫，可病根却在双侧子宫投影的腰骶部，刮痧拔罐治疗子宫肌瘤主要是要把其腰骶部的"病根"祛掉，即用刮痧拔罐方法以出痧形式是打通腰骶部经络、祛掉"病根"。

　　所以在刮痧的时候需要选择双侧腰骶部的位置，主要是第二腰椎棘突下肾俞（在腰部第二腰椎棘突下督脉旁开1．5寸）到骶部膀胱俞这段区间。

具体操作时，是在这段区间进行刮痧和走罐、若发现皮肤下结节较多可在此用留罐，留罐可留置10～15分钟。

需要注意的是，子宫肌瘤患者是不能怀孕的，否则很危险，也不能服用雌激素，避免导致子宫肌瘤长大。对此，女性患者平时一定要注意休息，防止过度疲劳，经期尤其需要休息。此外，保持外阴清洁、干燥也重要，内裤宜宽大为宜。

去除痘痘

长痘痘几乎是所有女性朋友都不能忍受的事情。在医学上，痘痘名为痤疮、粉刺。中医认为肺主皮肤，如肺热就可以使脸上长痘痘，引起肺热的原因有很多，如外感风热，吃辣椒过多，大便干燥移热于肺，所以皮肤问题主要从肺而治，而肺与大肠相表里，大肠之热移热于肺的问题，还要通腑泄热。所以刮痧治痘痘主要从肺和大肠而治。

对此，刮痧的具体位置是，第一步：背部肺俞（在背部第三胸椎棘突下督脉旁开1.5寸）；大肠俞（在背部第四腰椎棘突下督脉旁开1.5寸）；第二步：胸部，中府（胸前臂的外上方，距任脉6寸），天枢（脐旁2寸）；第三步：上肢内侧尺泽穴、上肢外侧支沟穴。

在操作时，在背部肺俞、大肠俞进行刮痧走罐和留罐；在中府、天枢主要是留罐；尺泽穴主要刮痧和留罐，支沟穴主要是用砭石刮痧板棱角点按。

需要注意的一点是，要想去除痘痘，平时最好以清淡素食为佳，治疗期间忌食辛辣烧烤、油腻之品，戒烟酒，少饮浓茶。不用碱性强的肥皂洗面，不用油性强的护肤用品。若出现痘痘的话，不要用手或其他工具挤压粉刺。

养颜、抗衰老

让自己年轻永驻，保持美丽的青春容颜，可以说是女性朋友永远挥之不去的美梦。其实，抗衰老、养颜的方法很多，但从脾来着手是很不错的选择。因为中医认为脾胃乃后天之本，脾的工作之一：是将食物中的精华输送到全身，脾脏运化功能正常，则不但肌肉壮实，四肢有力，而且皮肤弹力很好，脸色红润。脾的工作之二：是脾"开窍于口"，"其华在唇"。脾能健运，则气血充足，口唇红润光泽。所以，要想抗衰老、养颜，脾的功能好坏很重要。

刮痧的位置则主要是脾经三个重要穴位，即血海，归聚之处为海，本穴为脾血归聚之海，犹如江河百川归于大海，又主治血症。

血海穴在髌骨内上缘上2寸，当股四头肌内侧头的隆起处，属足太阴脾经，刺激血海可治疗皮肤干燥。皮肤干燥多由血虚生风或血行不畅、瘀滞经络所致，刺激血海可补血行滞，血足脉通，阴阳调和，皮肤干燥自止。

另外，刺激血海对缓解及治疗妇科疾病如月经不调、痛经、闭经等均有不错疗效。

阴陵泉穴，突起为陵，此穴旁的胫骨内侧髁高起如"陵"，髁突之下的凹陷有如深泉，与阳陵泉相对，故而得名。本穴在胫骨内侧髁下缘凹陷处，是足太阴脾经的合穴，合穴在五行中属水，水穴与肾与膀胱的水液代谢有关，刺激阴陵泉有促进脾、肾、膀胱运化输布水液之功、可保持皮肤湿滑。

三阴交穴，这个穴位是脾、肝、肾三条阴经的交会之所，因此得名。三阴交穴在内踝骨高点上3寸，胫骨内后缘处，属足太阴脾经，具有运转气机、补益气血、健脾利湿、舒肝补肾之功效，对面色无华之症有很好的改善效果。

在操作方法上，以上三个穴位可进行刮痧和留罐，期间并用砭石刮痧板棱角点按。点按穴位时一定要让受术者有酸、麻、胀、痛的感觉，方才有效。

需要提示的是，很多女性朋友在美容的过程中是认为凡是贵的皆是有用的，其实这种意识是很不对的。人们在补充营养的时候一定要先明白自己缺什么，如果本身就不虚却吃了很多补药，结果没能实现抗衰老、美容的希望，还可能吃出一身病来。

排毒减肥

可以说，因为人们生活水平的逐渐提高，肥胖这种富贵病显得越来越严重，中医认为肥胖主要原因是脾胃运化功能出现问题，脾胃运化出现问题可以造成营养物质在局部聚集出现局部肥胖；也可出现水湿代谢问题出现全身性肥胖，刮痧拔罐减肥主要是打通脾经胃经，使脾胃运化功能恢复正常，多余的营养和水湿被代谢掉，人体就自然可以减肥。

此时的刮痧部位也是主要分三步走。第一步，背部的背俞穴，主要是脾俞、胃俞（脾俞在背部第十一胸椎棘突下督脉旁开1．5寸，胃俞在背部第十二胸椎棘突下督脉旁开1．5寸）；第二步，寻找胸腹部的章门穴（第十一肋骨游离端），中脘（前正中线，脐上4寸）；第三步，下肢部的阴陵泉（胫骨内侧髁下缘凹陷处），三阴交（内踝高点上3寸，胫骨内后缘），足三里（犊鼻下3寸，距胫骨粗隆下外侧一横指处）。

操作方法上就是进行刮痧时，主要用刮法，一个部位一般刮3～5分钟，或一个部位刮10～15次，从上向下刮拭。减肥时一般上述穴位都配合留罐。

此外，需要减肥的女性朋友一定要注意控制饮食，对此，不妨多吃些水果、蔬菜，少吃高能量食物，但是绝食或近乎绝食是不可取的，而且加强有氧运动也是不错的选择。

第七章 随时揉捏：穴位排毒很重要

由于种种原因，体内会产生毒素，当毒素一直积压未能及时排出体内时，会严重危害人体健康。中医认为，要彻底排除体内毒素带来的负面影响，不妨从穴位按摩开始，那么什么是穴位呢？

穴位，是中国文化和中医学特有的名词，其学名为腧穴，指人体经络线上特殊的点区部位，中医可以通过针灸或者推拿、点按、艾灸刺激相应的经络点治疗疾病。

在此，编者将重点介绍一部分穴位，包括它们的位置作用和按摩方法，方便读者掌握这种简单实用的排毒方法，多做日常练习。

第一节 人体部分重要穴位汇总

一、大肠经重要穴位

（一）商阳穴

商阳穴五行属金，是手阳明大肠脉气所发故可调节大肠经气，清泻阳明火热。经常按摩商阳穴可以清热解毒、泻火消肿、利咽止痛、治疗阳明热盛所致的各种头面五官疾患。

又因商阳穴与肺经络脉直接相连，故经常按摩可以清宣手阳明与手太阴两经郁热，泻实祛邪，对于热病汗不出、热邪壅肺、肺气不宣引起的胸热、胸闷、咳喘有治疗作用。商阳穴作为阴阳经气相互交贯的重要场所，具有很强的活血通络、调和阴阳气血，开窍醒神的功效，可用于晕厥、中风昏迷的应急救助，也可治疗气血运行不畅，经气不通所致的手指麻木。

（1）商阳穴位置

商阳穴位于食指指末节桡侧，距指甲根角0.1寸处。

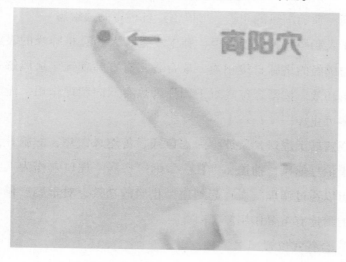

【图2.5.1.1 商阳穴位置】

（2）取穴方法

微握掌，食指前伸，手食指爪甲桡侧与基底部各作一线，相交处既是商阳穴。

（3）主治疾病

牙痛，咽喉肿痛，颌肿，耳聋，手指麻木，热病，昏迷，青盲眼。

（4）按摩方法

正坐，伸出食指，保持手背朝上，手心朝下，用一只手的大拇指和食指捏住这只手的食指指尖，大拇指的指尖垂直掐按揉捏此穴位，感觉刺痛。注意按摩的时候虽然用指尖，但力度一定适中，每日两次，每次1~3分钟。

（二）合谷穴

合谷穴是手阳明大肠经的原穴，擅长清泻阳明郁热，疏解面齿风邪，调理头面经络，是治疗热病发热及头面五官各种疾患的重要穴位。合谷穴的泻热作用可用于疟疾发热。另外大肠经络肺过胃属大肠，合谷穴作为大肠经原气所输注之处，可调节胃肠功能，具有和胃降气，调中止痛，通腑泻热的功效，可以治疗各种胃肠道疾患。

由于大肠经与肺经相表里，肺主皮毛，大肠经是肺经的表经，而且合谷与肺经的络脉直接相通，故合谷穴有宣肺理气、疏风解表、调汗泻热的功效。按摩合谷穴对于调汗泻热有双向调理作用，无汗可发汗，汗多可止汗。

合谷穴居于虎口，又被称为虎口穴，善熄风镇痉，醒脑开窍，中医常用于治疗惊风、抽搐、癫狂、癫痫等疾病。虎口穴作为人身气血的大关可以通过调理气血，起到通经止痛的功效，对于妇产科各种气血不和的治疗有重要作用。

（1）合谷穴位置

合谷穴位于手背，第1、2掌骨间，第2掌骨桡侧的中点。

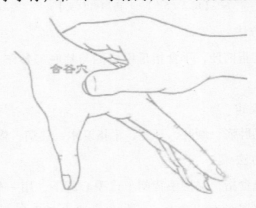

【图2. 5. 1. 2 合谷穴位置】

（2）取穴方法

一只手四指并拢，伸出拇指漏出虎口线，另一只手四指握拳，拇指伸开以拇指第一个关节横纹线正对另一手的虎口线，拇指屈曲按下，指尖所指处就是合谷穴。

（3）主治疾病

头痛、三叉神经痛、咽喉肿痛、牙痛、牙龈痛、牙关紧闭，耳聋、耳鸣、鼻出血，眼睛疲劳、口眼歪斜、面部神经麻痹、青春痘、打嗝、热病无汗，多汗，腹痛，便秘，经闭，滞产。

（4）按摩方法

以右手按摩左手为例，右手拇指找准左手合谷穴，以合谷穴为圆心翻出右手，使其攥住左手，垂直向下按压合谷穴再打圈揉动，反复持续2分钟，每天早晚按摩两次。

（三）曲池穴

曲池穴五行属土，是经气运行的大关，能通上达下，通里达表，即可清外在风热泻内在火邪，具有疏风散热，解表散邪的功效，经常按摩可以治疗外感热病、风热上扰的头痛、咽喉肿痛，风热犯肺的咳嗽、气喘。

曲池穴还具有清热泻毒、通经止痛的功效，对于治疗阳明积热所致的头痛、齿痛、目痛等五官疾患有显著作用。

曲池穴作为手阳明大肠经合穴，可以"合治内腑"、调理大肠气血，大肠功能，治疗湿、热、气、血壅滞大肠，肠腑传导失职的腹胀、腹痛、吐泻、痢疾、便秘、肠痈及阳明郁热的乳痈等疾病。

由于大肠经与肺经相表里，故曲池穴还具有清热解毒、凉血祛风、消肿止痛、清热化痰的功效，可泻除热毒郁遏肌表的各种皮肤疾患，治疗痰火扰心或热扰神明引起的胸中烦满、善惊、癫狂等神志病。

（1）曲池穴位置

曲池穴位于人体手肘部横纹外侧端，屈肘时曲池穴位于尺泽穴与肱骨外上髁连线的中点处。

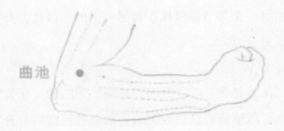

【图2. 5. 1. 3 曲池穴位置】

（2）中医常用取穴法

中医取穴时常使患者采用正坐侧腕姿势，患者曲肘，肘部横纹尽处肱骨外上髁里缘凹陷处，按压有酸痛感。

（3）主治疾病

手肘疼痛；上肢瘫、麻、痛；牙痛；老人斑、皮肤粗糙、高血压、贫血、咽喉肿痛、目赤痛，瘰疬，瘾疹，腹痛吐泻，癫狂等。

（4）按摩方法

先用右手食指按压在左手曲池上，拇指托住少海穴（在肘窝底、曲池穴相对），拇食两指同时用力揉捏50下，换左手捏拿右肘曲池50下。如此反复2~3分钟。

（5）注意事项

因按摩曲池穴可以活络经血，故孕妇不宜按摩，以免流产。

（四）肩髃穴

肩髃穴是最容易受风寒的穴位，为防止进风寒，睡觉或在空调房时应穿短袖，注意保暖。

肩髃穴位于肩关节，与阳跷脉交会，可疏经活络、通利关节、化痰散结、清热止痒，可用于治疗上肢痛、麻、凉、瘫，外感风邪或风与血分之热相搏于肌肤之间所致的风热瘾疹，瘰疬、瘿气等多种疾病。

（1）肩髃穴位置

肩髃穴位于人体肩峰前下方三角肌上，肩峰与肱骨大结节之间的凹陷处。

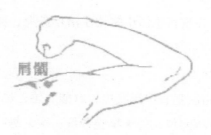

【图2.5.1.4肩髃穴位置】

（2）中医常用取穴法

中医取穴时常让患者将上臂外展平举，肩关节部即可呈现出两个凹窝，前面一个凹窝中部即为肩髃穴。

（3）按摩方法

患者可以躺在床上，放松肩膀，让别人轻轻揉按这个穴位3~5分钟。或自己将右手搭到左肩，四指展开，抓牢肩部，掌心紧贴肌肉，用大拇指旋转按摩，同时其余四指做抓提按摩。

（五）迎香穴

迎香是人体腧穴之一，属于手阳明大肠经，主要负责接收阳明胃经的五谷浊气并向胃经输送大肠经的清阳之气，是人体清浊之气的交换媒介，在日常生活中经常按摩迎香穴可以预防呼吸道疾病，防治感冒、鼻塞、头痛等不适。

（1）迎香穴位置

迎香穴位于鼻翼外缘中点旁，眼睛正视，眼珠中心点直下，在鼻孔两旁约五分的笑纹中。

（2）常用中医取穴法

迎香穴位于人体的面部，在鼻翼旁开约一厘米皱纹中，取穴时患者一般采用正坐或仰卧姿势。

（3）主治疾病

迎香穴主治鼻塞，多涕、嗅能减退、口歪，面痒、颜面神经麻痹、胆道蛔虫等症状，在现代生活中常用于治疗鼻炎、鼻窦炎、感冒鼻塞、头痛、牙痛等疾病。

（4）按摩方法

1、用食指的指腹垂直按压穴位，有酸麻感；也可单手拇指与食指弯曲，直接垂直按压穴位；每天早晚各按一次，每次约1~3分钟。

2、用拇指外侧沿笑纹及鼻子两侧，呈正三角形方向上下按摩约一分钟。来回按摩3~5次，按摩后喝一杯热开水。

3、食指指尖旋转揉搓迎香穴，鼻子吸气时向外、向上揉搓，嘴巴呼气时向里、向下揉搓，鼻吸口呼，连续做8次，多可64次，治疗伤风感冒、鼻流清涕、鼻塞不通等症状。

二、胃经重要穴位

（一）承泣穴

经常按摩承泣穴可以治疗迎风流泪、初期白内障等疾病，也是眼部保健预防近视的重要穴位。

（1）承泣穴位置

承泣穴位于面部，瞳孔直下，在眼球与眼眶下缘之间。用手轻轻按摩有酸胀感。

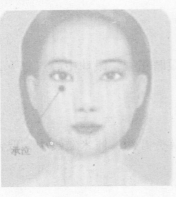
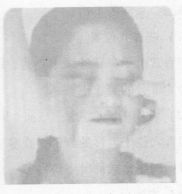

【图2. 5. 1. 5 承泣穴位置】

（2）中医常用取穴法

常采用正坐姿势，患者直视前方，眼珠垂直下方。

（3）主治疾病

目赤肿痛，流泪，夜盲，眼睑（目闰）动，口眼歪斜。

（4）按摩方法

用食指或中指轻轻按摩承泣穴并旋转，每次10分钟，每天三次。

（二）四白穴：明目穴、养颜穴。

四白穴被称为"明目穴"和"养颜穴"，是指经常按摩四白穴可以预防眼部疾病，去除黑眼圈，养颜美白。

（1）四白穴位置

四白穴位于面部，瞳孔直下，颧骨上方凹陷中，眼眶下缘正中直下一横指处。承泣穴直下三分处。

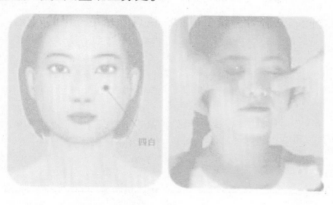

【图2.5.1.6四白穴位置】

（2）主治疾病

主治目赤痒痛，目翳，口眼歪斜，头痛眩晕

（3）按摩方法

双手食指分别置于四白穴位置，略微用力按压揉，每次持续3秒钟，10次为一组。早中晚各一组。

现代人工作的紧张，经常是休息不足，伴随着电脑、网络等办公

163

自动化系统的普及，眼部容易疲劳，当感觉疲劳的时候除休息之外还要坚持按摩四白穴，可有效舒缓眼部疲劳，消除黑眼圈。

（三）足三里穴

中医认为足三里穴是胃经的合穴，若是胃经气血不和所常常会引起胃痛、呕吐、腹胀、肠鸣、泻泄、便秘等各种疾病，要想保卫好自己的"后天之本"就要时常"伺候"好自己的"足三里"。正是因为足三里居于胃经合穴的位置，经常按摩可以防病健身、抗衰延年、治疗胃肠道、消化等各种病症，所以足三里又被称为长寿穴和救命穴，是中老年人常按的养生大穴。

（1）足三里位置

足三里位于腿部外膝眼下方 3 寸的位置。取穴时手部除拇指外的四指并拢，从外膝眼（腿部弯曲，膝盖凹陷处）向下量 4 横指，在腓骨与胫骨之间，从胫骨旁量 1 横指，该点既是足三里的穴位。

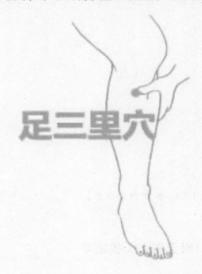

【图 2. 5. 1. 7 足三里穴位置】

（2）主治疾病

俗话说"拍打足三里，胜吃老母鸡"，就是因为足三里具有疏肝理气，通经止痛，强身定神的作用，对于肝郁气结引起的食欲不振、失眠多梦、烦躁易怒、情绪紧张等也有很好的调理作用，经常按摩足三里还可以消除小腿浮肿，使小腿玲珑纤细。

（3）按摩方法

两只手拇指指端分别按压两腿的足三里穴，指端位置不动，力度由轻渐重，连续而均匀地按压。如此反复120余次。

（四）丰隆穴

丰隆穴起着联系胃经和脾经桥梁的作用，是人体的重要穴位之一，有沉降胃浊的功效，是中医治痰的第一要穴，经常按摩丰隆穴，对于促进身体健康有着良好的作用。

（1）丰隆穴位置

丰隆穴位于外膝眼下8寸处，处于外踝最高处与外膝眼连接的中点，距胫骨前缘大概二横指的位置。

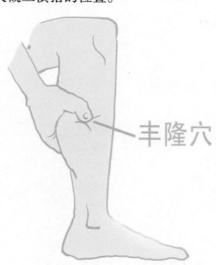

丰隆穴

【图2.5.1.8 丰隆穴位置】

（2）中医常用取穴法

患者仰卧或正坐垂足，从腿外侧找到膝眼和外踝，两点连成一条线，再取这条线的中点；接下来找腿上的胫骨，在胫骨前缘外侧 1.5寸（约两指的宽度）和刚才那个中点平齐，这个地方就是丰隆穴。

（3）主治疾病

痰多咳嗽，呕吐，便秘，水肿，头痛，眩晕，癫狂痛，下肢痿痹。

（4）按摩方法

丰隆穴的穴肉厚而硬，点揉时可用按摩棒或用食指节重按才行。

大拇指用力按压丰隆穴三分钟，然后沿顺时针揉丰隆穴十分钟，再用大拇指沿丰隆穴向下单方向搓十分钟即可。

注意：向下单方向搓是由丰隆穴向上，而不能由丰隆穴向下然后由下到上这样来回搓。

（五）解溪穴

解溪穴属于足阳明胃经穴，可以分流胃经经水，位于人体足背与小腿交界处的横纹中央凹陷中，处于足拇长伸肌腱与趾长伸肌腱之间。

（1）解溪穴位置

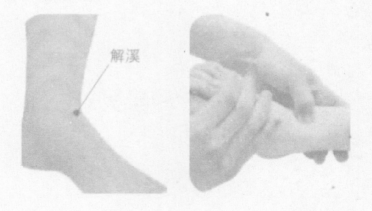

解溪

【图 2. 5. 1. 9 解溪穴位置】

（2）主治疾病

头痛、眩晕、眼睛红肿、咽喉不适、腹胀、便秘、癫狂、头面浮肿、下肢痿痹等，可放松身心、改善脑供血不足等。

（3）按摩方法

可以用双手指甲在双脚的解溪穴处掐，要求双侧同做，指甲重刺解溪穴3~5次。也可用拇指或食指做揉按的操作，一般以50~100次为一组，每天早晚各一次。

三、脾经重要穴位

（一）太白穴

太白穴又称足太阴原穴，是脾经的原穴。脾经为少气多血之经，气不足、血有余，而太白穴可以蒸升脾经的水湿云气化为肺金之气，进而较好地充补脾经经气的不足，为脾经经气的供养之源。

（1）中医常用取穴法

太白穴位于足内侧缘，当第一跖骨小头后下方凹陷处，取定穴位时可放平足底，采用正坐或者仰卧的姿势，按压有疼痛感。

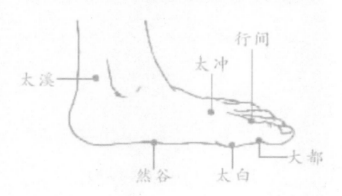

【图2.5.1.10 太白穴位置】

（2）主治疾病

胃痛、腹胀、吐泻、痢疾、脾不摄津、脚气、体重节痛。

（3）生活妙用

在日常生过中常有人夜里睡觉流口水，手脚冰凉，月经淋漓不尽崩漏等，这些都是脾虚的症状，可以通过按摩太白穴预防并治疗。

首先可以找两颗稍微大一点的豆子和两个创可贴，再找准太白穴，用创可贴把豆子固定在太白穴的位置，用两只脚交替踢打太白穴。也可以用手按掐，揉压太白穴。

（二）三阴交穴

三阴交穴是脾、肾、肝三种经络的交汇重地，对疏通三经调理气血至关重要，尤其是对于解决妇科引起的各种病痛都能起到显著地改善和治疗作用，因此又被医学界奉为"女三里"。

（1）三阴交穴位置

三阴交穴属足太阴脾经，位于小腿内侧，内踝高点上3寸胫骨内后缘。即，足内踝尖直上四横指，胫骨后缘凹陷处，用手按时有胀疼的感觉。

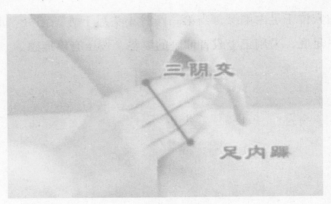

【图2. 5. 1. 11 三阴交穴位置】

（2）主治疾病

经常按摩三阴交穴可以预防肝、脾、肾三脏的疾病，同时具有健脾和胃化湿，疏肝益肾，调经血，主生殖的功能。女人经常按揉三阴交穴可以调月经、去斑、去皱、祛痘，保养子宫和卵巢，起到美容养颜的功效。

（3）按摩方法

坐立，竖起右腿，用手拇指按压腿部的三阴交穴，力度逐渐加重，按摩 7 秒之后慢慢减压放开。反复 15 次之后换另一方向按摩。

（三）阴陵泉穴

（1）阴陵泉穴位置

阴陵泉穴位于人体的小腿内侧，膝下胫骨内侧凹陷中，与足三里相对（或当胫骨内侧髁后下方凹陷处）。

（2）主治疾病

健脾化湿、通利三焦、清热利尿，治水肿、小便不利、失禁、阴茎痛、遗精、阳痿、女性阴痛、腹胀、喘逆、失眠、舒筋活络、通利关节、祛风除湿等。

（3）按摩方法

正坐，一只腿弯曲搭到另一只腿上，形成一个正规的按摩 4 字形，大拇指放到阴陵泉穴，用指腹点揉阴陵泉穴，按揉力度要均匀、柔和、渗透，使力量深达深层组织，以有酸痛感为佳；早晚各一次，每次点揉 3～5 分钟，两侧阴陵泉穴交替点揉。

因为经常按揉阴陵泉穴对于治疗各种妇科疾病效果显著，所以阴陵泉穴又被喻为"妇科病的万灵丹"。

（4）阴陵泉穴与足三里的位置比较

足三里位于腿部外侧，外膝眼下方 3 寸的位置；阴陵泉穴位于腿部内侧，膝下胫骨内侧凹陷中，与足三里相对。

（四）血海穴

（1）血海穴位置

在大腿内侧，髌底内侧端上 2 寸，处于股四头肌内侧头的隆起处；也可坐在椅子上，将腿绷直，在膝盖侧会出现一个凹陷的地方，在凹陷的上方有一块隆起的肌肉，肌肉的顶端就是血海穴。

（2）中医常用取穴法

患者屈膝，施者手掌撑开，拇指与食指形成 45 度角，手指向上用掌心握于患者膝髌骨上缘，拇指尖向下按，所按的地方既是血海穴。

（3）主治疾病

月经不调，经闭，痛经，崩漏，功能性子宫出血、带下，产后恶露不尽，贫血；睾丸炎，小便淋涩；气逆，腹胀；风疹，瘾疹，湿疹、皮肤瘙痒、神经性皮炎，丹毒；股内侧痛，膝关节疼痛；腹痛，体倦无力，便溏腹泻等。

（4）按摩方法

用掌心快速揉动摩擦皮肤，不用力下按，使摩擦生热的热力从外向内渗透。

四、心经重要穴位

（一）极泉穴

极泉穴是手少阴心经的穴位之一，位于腋窝顶点，腋动脉搏动处。在遇到晕倒，休克等心脏突然供血不足的紧急状况时马上按此穴能使血液以极快的速度供给心脏，救人性命，所以极泉穴也被称为"救命穴"。

（1）中医常用取穴法

正坐，手平伸，举掌向上，屈肘，掌心向着自己的头部；用一只手的中指指尖按压另一侧腋窝正中的陷凹处，有特别酸痛的感觉；可以用同样的方法按压另一侧的穴位。

（2）主治疾病

心痛，咽干烦渴，胁肋疼痛，瘰疬，肩臂疼痛等疾病。经常按摩极泉穴还可以治疗胃胀。

（3）按摩方法

按压极泉穴1～3分钟，以感觉酸痛为宜，每日早晚各1次。

（二）少海穴

少海穴是手少阴心经上的合穴，是心血汇聚的重要场所，按摩少海穴可以安神精心，调节心肾。

（1）少海穴位置

少海穴位于肘横纹内侧端与肱骨内上髁连线的中点处，取穴时手臂弯曲，在肘横纹尺侧纹头凹陷处。

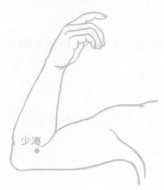

【图2.5.1.12 少海穴位置】

（2）主治疾病

心区痛、肘臂痉挛痛、肋间神经痛、尺神经麻痹、臂麻、手颤；精神分裂症、神经衰弱、心烦意乱、健忘等。

（3）按摩方法

用中指指腹按压少海穴位，按压时要注意力度适中，每次按压5分钟，每天按压2次。经常按摩少海穴可以降浊升清、益心安神、理气通络。

（三）神门穴

神门穴位于腕部，腕掌侧横纹尺侧端，尺侧腕屈肌腱的桡侧凹陷处，是人体非常重要的穴位，有安定心神，增强睡眠的功效。

（1）主治疾病

心烦、心痛、惊悸、怔忡、失眠、痴呆、健忘、癫狂痫、晕车等心与神志病症。

（2）按摩方法

拇指放于神门穴，用指甲掐按或者用拇指按揉、重刺，以有轻微

171

酸胀感为宜，适合晚间睡前操作。

五、小肠经重要穴位

后溪穴

后溪穴是任督八脉的交会穴，位于手太阳小肠经，是统治一切颈肩腰椎病的神奇大穴。

（1）后溪穴位置

后溪穴位于小指尺侧，第5掌骨小头后方，微握拳第5指掌关节横纹头赤白肉的位置。

（2）主治疾病

头项强痛、腰背痛、手指及肘臂挛痛、耳聋、目赤、癫狂痫、疟疾等。

（3）按摩手法

剪掉指甲，把拇指放于后溪穴，用力掐按，以达到酸胀为宜。

对于长期使用电脑的朋友，可以每过一小时把双手后溪穴放在桌沿上来回滚动三到五分钟，缓解和调节长期伏案的劳累。

六、膀胱经重要穴位

（一）睛明穴

睛明穴是保护眼睛的穴位，位于目内眦角稍上方凹陷处。

主治：迎风流泪、结膜炎、睑缘炎、眼睛疲劳等眼部疾病和三叉神经痛、近视等

（二）委中穴

委中穴位于人体的腘横纹中点，处于股二头肌腱与半腱肌肌腱的中间。

主治：腰酸背痛，腰肌劳损，也是排毒的出口。

（三）昆仑穴

昆仑穴在足部外踝后方，处于外踝尖与跟腱之间的凹陷处。

主治：头痛，目眩，腰痛，脚跟痛，坐骨神经痛，小儿癫痫，难产等症状。

（四）膏肓穴

膏肓穴位于背部第四胸椎棘突下，左右四指宽处（或左右旁开三寸），肩胛骨内侧，一压即疼。

主治：肩膀肌肉僵硬、酸痛等症状。

七、肾经重要穴位

（一）涌泉穴

涌泉穴位于足底部，蜷足时足前部凹陷处，约处于足底第2、3跖趾缝纹头端与足跟连线的前1/3与后2/3交点上，是肾经之气的源泉，主治肺系病症，对于调理人体的血液循环起关键作用。

（二）太溪穴

太溪穴位于足内侧，内踝后方与脚跟骨筋腱之间的凹陷处。也就是说在脚的内踝与跟腱之间的凹陷处。补肾回阳，百病可调。

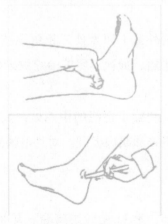

【图2.5.1.13 太溪穴位置】

八、心包经重要穴位

（一）天泉穴

天泉穴位于腋下横纹两寸（三横指）。主要治疗胸痛，心悸等病症。

（二）郄门穴属于应急穴位，主要治疗突然性的心绞痛、心梗等。

九、三焦经重要穴位

（一）关冲穴位于无名指指甲根侧边，时常按揉关冲穴有防止晕车的效果。

（二）阳池穴位于腕背横纹中，处于指总伸肌腱的尺侧缘凹陷处，刺激阳池穴能激发人体阳气，对身体虚寒怕冷有缓解作用。

（三）丝竹空穴处于眉梢凹陷处，属于美容穴位。经常按摩丝竹空，可以防止黄褐斑，鱼尾纹的产生。更年期妇女经常按摩此穴可以调节内分泌。

十、胆经重要穴位

（一）瞳子髎穴

瞳子髎穴位于眼睛外侧 1 厘米处，长鱼尾纹的地方。主治各种眼疾，对青光眼、眼睛胀痛、远视不明等治疗效果显著。

（二）肩井穴

肩井穴位于肩关节和脖子边缘的中点处，按压时感觉很疼。按揉肩井穴能缓解肩关节紧张和肌肉僵硬。对"电脑病"、颈肩综合症，有很好的治疗效果。

（三）带脉穴

带脉穴位于侧腹部，第 11 肋骨游离端下方垂线与脐水平线的交点上，肝经章门穴下 1.8 寸处。敲打带脉穴附近区域能起到非常好的减肥效果，还可预防乳腺增生等妇科疾病。

（四）阳陵泉

阳陵泉穴位于小腿外侧，腓骨小头前下方凹陷处。经常按揉此穴，可使膝关节更灵活。

十一、肝经重要穴位

（一）大敦穴

大敦穴取穴时可采用正坐或仰卧的姿势，位于大拇趾甲根（靠第二趾一侧）边缘约二毫米处，摩擦大敦穴至发热，能促进肝脏造血和排毒。

（二）太冲穴

太冲穴位于足背侧，第一、二跖骨结合部前方凹陷处，经常搓揉太冲穴可给心脏供血，疏泄压抑的情绪。

（三）蠡沟穴

蠡沟穴位于内踝上五寸，暗指女性阴道。按揉此穴可以治疗女性阴道瘙痒，月经不调，白带不正常，月经湿疹等。

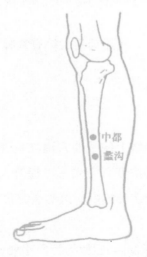

【图2.5.1.14 蠡沟穴位置】

十二、肺经重要穴位

（一）中府穴

两手叉腰立正，锁骨外侧端下缘的三角窝中心是云门穴，垂直往下推一条肋骨即是中府穴。中府穴是脾肺之气汇聚的场地，可兼治脾肺两脏之病，对于腹胀、消化不良、水肿等有很好的调节作用。

（二）天府穴

天府穴位于臂内侧面，肱二头肌桡侧缘，腋前纹头下 3 寸处。按摩天府穴可治疗过敏性鼻炎，对于感冒鼻塞也有很好的治疗作用。

（三）尺泽穴

尺泽穴位于肘横纹中，肱二头肌腱桡侧凹陷处；有清肺热、和胃降逆的作用；按揉此穴可治疗咳嗽、气喘、高血压。

（四）列缺穴

列缺穴位于人体前臂桡侧缘桡骨茎突上方，腕横纹上 1．5 寸，肱桡肌与拇长展肌腱之间；有宣肺解表，通经活络，通调任脉的作用，对于治疗头痛、项僵硬也有很好的效果。

（五）少商穴

少商穴位于拇指尖端，按压拇指尖端有宣肺、利肺的功效。

十三、人体其余重要穴位

（一）百会穴

百会穴是人体督脉经络上的重要穴道之一，具有多种养生保健作用，被称作长寿穴，坚持按摩百会穴可以提升人体的真气、调节心脑系统的功能，预防和治疗多种疾病，医学研究价值很高。

（1）百会穴位置

百会穴位于人体头部发际正中直上 5 寸处，处于骨缝的交界处，是脑神经末端和头部毛细血管的集结地，比头部周边位置要凹陷一点。

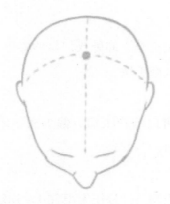

【图 2. 5. 1. 15 百会穴位置】

（2）常用中医取穴法

施者取穴时常让患者采用正坐姿势，两耳尖直上连线中点处，轻按会感觉轻微疼痛。

（3）主治疾病

用手指按压百会穴可以治疗头痛、急躁、眩晕失眠等症状，老年人经常按摩还可以减轻高血压、低血压等病症；家长经常给孩子按摩百会穴可以可振奋阳气、扶正祛邪、清利头目，同时对身体增高也有帮助。

（4）按压方法

用手掌紧贴百会穴旋转按揉 30～50 次。

（二）太阳穴

太阳穴也称"经外奇穴"，被列为人体要害部位的"死穴"之一。现代医学证明，打击太阳穴，可使人短暂晕倒或造成脑震荡使人意识丧失，"轻则昏厥，重则殒命"。

（1）位置

太阳穴位于耳廓前面，前额两侧，在眉梢与外眼角中间，向后约一寸凹陷处。

（2）常用中医取穴法

取穴时患者常采用正坐、仰卧或仰靠的姿势，以便于实施者能够准确取穴，顺利实施按摩手法。

（3）主治疾病

经常按摩太阳穴可以治疗头痛、偏头痛、牙痛、眼疲劳等疾病，还可以治疗前期白内障。

（4）按压方法

用中指或食指打圈顺时针按压太阳穴 4~5 次，再逆时针按压 4~5 次，双手中指由眉心向太阳穴位置搓 3~5 次，重复至感觉酸胀为止。

（三）印堂穴

印堂是人体腧穴之一，属于经外奇穴，被称为"命宫"，中医上常有"印堂候心、山根候肺"的说法，旨在强调印堂气色在生死存亡之际的重要标志。

在面部、两眉内侧端联线的中间。

（1）位置

印堂穴位于人体面额两眉头的中间，上接天庭，下接山根，处于眉心之中。

（2）常用中医取穴法

中医取穴时患者可以采用正坐、仰靠或仰卧姿势，便于施者实施按摩手法。

（3）主治疾病

经常按摩印堂穴主要治疗鼻塞、流鼻水、鼻炎、鼻部疾病和头痛、前头痛、目眩失眠等疾病。

（4）按压方法

用中指或食指反复按揉印堂穴可感觉额头昏沉感消退，鼻子呼吸顺畅。向下按揉迎香穴可缓解感冒引起的头痛、鼻塞等不适症状。

（四）耳门穴、听会穴和听宫穴

现在生活节奏加快，越来越多的人喜欢佩戴耳机给自己一个放松和安静的空间，但是长时间佩戴耳机却容易引起耳鸣、耳沉、耳痛、听力下降等不适之症。要缓解和治疗这些症状可以通过按摩耳门穴、听会、听宫三穴。

（1）各自位置

耳门穴、听宫穴、听会穴均位于头部侧面耳屏前方处，张嘴时耳前凹陷呈凹陷状，听宫穴位于凹陷正中，耳门穴和听会穴分别位于听宫穴两侧。

1. 耳门穴介绍

耳即穴内气血作用的部位；门即出入的门户。三焦经经气中的滞重水湿在耳门冷降后由耳孔流入体内，如同三焦经气血出入耳朵的门户，故名耳门。

耳门穴属手少阳三焦经，耳珠上方稍前陷口处，被点中后耳鸣头晕。

2. 听宫穴介绍

听宫穴是手、足少阳和手太阳三经之会，位于头部侧面耳屏前部，耳珠平行缺口凹陷中，耳门穴稍下方的位置。

3. 听会穴介绍

听会穴是足少阳胆经的常用腧穴之一，位于耳屏切迹的前方，听宫穴稍下方位置。

（2）主治疾病

耳鸣、耳聋、聤耳等耳疾；牙痛，口眼㖞斜，三叉神经痛等症状。

（3）按摩方法

1. 耳门穴按摩：

先用大拇指按顺时针方向揉耳门 12 下，再按逆时针方向揉耳门 12 下，然后用食指和中指并拢扣耳门两下，大拇指再按一下，"两扣

179

一按"为 1 次，连续 12 次，每天早晚各做一遍

2. 听会穴按摩：

每天 3 次用双手的拇指按揉两侧听会，力量稍大，以感觉有些胀疼为度，每次每穴 2~3 分钟；

3. 听宫穴按摩：

双手食指分别放到同侧耳边的听宫穴，使指骨第二指节弯曲按压听宫穴一分钟。也可按顺时针逆时针方向按揉，至有轻微酸痛感时松开。

（五）人中穴

人中穴是人体最为重要的一个穴位，在中医上有"天食人以五气，天气通于鼻；地食人以五味，地气通于口"的说法，意思是人体通过鼻腔从自然中吸入氧气，通过心肺膈肌在人体循环一圈再呼出，鼻子作为人体与自然交换气体的重要场所，起着中间媒介的作用，对人的生死存亡至关重要。

（1）位置

人中穴将鼻唇沟的长度分成三等份，处于鼻唇沟上 1/3 交点处。

（2）主治疾病

按摩人中穴可以预防和治疗昏迷，晕厥，癫狂，臆语，鼻塞，鼻出血，急慢惊风，牙痛，牙关紧闭，黄疸，消渴，脊膂强痛，挫闪腰疼等症状，同时还可以调节呼吸、胃收缩，促进消化。

（3）按摩方法

人中穴又叫鬼客厅，主要在急救时使用，常用掐按法。如遇人休克昏厥常找身边有力气手指甲比较平缓的人用大拇指指甲盖边缘顶在人中穴处，用力地掐按；或者用大拇指和食指同时用力掐，给人中穴一个强刺激，使天地之气通畅，循环继续。

穴位按摩虽然比较便于人们操作，但一般来讲，穴位排毒法不会立刻起到明显效果，而且还很讲究按摩方法。此外，在力度上我们也

要注意起来，如果有意外的重力，非正常力道，做穴位按摩的时候很容易出现危险。更重要的是，有的穴位能按摩，有的则不适合，否则将会有意想不到的后果。

第二节　穴位按摩在生活中的妙用

我们知道中医穴位按摩的养生作用很是强大，不过，在实践这种方法之前，我们需要先了解一些重要穴位的作用，明白与之对应的诊治病症。在此基础上，人们才可以有针对性地采取措施进行按摩，否则只能是茫无目的、花拳绣腿地比划罢了。

一、按摩穴位治感冒

感冒是生活中常见的病症，分为风寒感冒和风热感冒，在感冒初起时，按摩穴位可以缓解甚至治疗感冒。病症严重时亦可通过穴位按摩减轻病痛，辅助药物治疗，加速身体恢复。

主要穴位：风池穴、太阳穴、迎香穴

按摩手法：首先两手拇指点住太阳穴打圈按揉 1～2 分钟，再按揉迎香穴，当感觉到鼻塞减轻，呼吸顺畅时按揉风池穴。手指用力揉动风池穴数十次，不断加强力度到有酸、胀、麻的感觉为度，当患者感到局部发热，浑身轻松时停止。

二、如何帮助老年人轻松入睡

睡眠是一种脑部的活动现象，需要神经细胞的配合，但是神经细胞随着年龄的增大逐渐减少，引起了很多老年人的睡眠障碍。我们可以通过穴位按摩来缓解这种症状，帮助老年人轻松入睡。

按摩穴位：风池穴、神门穴、印堂穴、攒竹穴、三阴交穴。

按摩手法：

1. 首先正坐，双目睁开不断转动眼球，擦热双手，用掌心紧贴颈部来回按摩。接着十指弯曲梳头，直至头部有温热感；最后用两手拇指指端按揉两侧风池穴。来回30余次，坚持20～30天。

2. 仰卧，双手拇指从印堂按摩至前发际正中直上1寸处，反复2分钟；再用拇指揉攒竹穴、鱼腰穴、丝竹空、太阳穴3分钟；再用双手大鱼际肌按摩前额2分钟，轻摩眼球2分钟；最后用拇指揉百会穴3分钟。坐起，五指从前发际正中线向后按推至风池穴，并揉按风池穴，拿捏颈后大筋、肩井5分钟，坚持20～30天。

3. 把拇指放于神门穴，用指甲掐按或者用拇指按揉、重刺，以有轻微酸胀感为宜，每次持续10～15秒钟，每天连续做10～12次，坚持20～30天。

4. 用拇指指端轻轻按揉三阴交穴1分钟，每日早晚各做3～5次，坚持20～30天。

三、按压穴位助排便

（1）按压合谷穴

用一侧拇指指腹按住合谷穴，轻轻揉动1分钟，以酸胀感为宜，更换另一只手揉动，反复几次可以使合谷穴所属的大肠经脉循环处的组织加强蠕动，有效缓解因便秘造成的头晕、饮食不振、情绪烦躁、黄褐斑、痤疮和腹痛等症状，也是清热止痛的良方。

（2）按压大肠俞穴

先将手搓热放于大肠俞穴，一边缓缓吐气一边强压大肠俞穴6秒钟，如此重复10余次可理气降逆，调和肠胃，缓解便秘症状。

四、按摩穴位助眼保健

长期对电脑的人，眼睛经常出现干涩、疼痛等症状，可以通过按摩睛明、四白、承泣、攒竹、鱼腰、丝竹空穴、太溪穴来缓解眼疲劳，预防近视等眼部疾病。

用食指按摩四白穴约 10 秒钟，再按摩睛明穴 10 余秒，然后用拇指按住太阳穴，食指弯曲从攒竹穴刮向丝竹空穴，反复操作 5 次停止；用拇指按揉太溪穴 3~5 分钟，至感觉到有中等强烈的酸痛时止。

五、巧夹鼻梁治牙痛

用普通文具夹夹在眉中鼻梁根或用拇指和食指夹捏此可以疏通取穴，持续 10~15 分钟牙痛便开始缓解。

六、按摩防治老年斑

老年斑主要是由于皮肤细胞代谢功能减退，脂肪蛇肉过多造成的，在日常生活中如果注重面部按摩，就可以促进血液循环，增强细胞新陈代谢能力，促进色素排出体外。

按摩方法：两手掌互相搓擦，待热力由外而内充分暖热后，对着各自面颊上下左右不断按摩，直至产生舒服感；再对两手背进行交叉按摩；最后用手指甲对个别的明显斑点进行局部刮擦，直至皮肤变红、发热为止，每日进行 2~3 次。持续约两三个月可有效防治老年斑。

七、按摩长寿养生法

1. 按摩头部

每晚临睡前，用双手搓摩双耳、做提捏揉按操作，再从后颈至眼眶、额部和整个发根部进行搓摩，最后双手摩面，可以改善脑部血液循环，并有催眠作用。

注意事项：搓摩时均匀用力，以使皮肤微红，能忍受为宜。一般以从头前到头后、从头部到周围、从中间到两侧为原则，每次搓摩不超过 10 分钟。

2. 按摩胸部

用双手按压搓摩胸部，可以使胸阳振奋，卫气疏通，增加抵御外邪的能力，预防流行性感冒。

3. 按摩腹部

用右掌心紧贴腹部，静心安神，摒弃杂念，从右下腹开始，绕脐作顺时针揉搓，尽量延长呼吸频率，使一呼一吸之间手已绕行一圈，连续 3 分钟，可使元气绕丹田回转，促进消化功能，预防和治疗便秘。

4. 按摩四肢

先用左手揉搓右手，再由肩及肘、腕和指尖，最后顺大腿至膝、踝、脚心和趾，搓摩时可稍微用力。但不能有痛感，如此反复搓摩 20 多遍，换右手搓摩左侧肢体。

功效：由于手足经穴较多，经常搓摩可促进血液循环、促进脏腑功能，还有减肥养生作用。

八、按摩减轻腰肩酸痛

首先以一手食指指腹先按压对侧缺盆穴，力度不要太猛，以舒适为主，每按压 3 秒钟后放松 3 秒钟，进行 20 次，力量适中；继之沿顺时针和逆时针方向各轻轻揉动 1 分钟；再换另一只手按揉对侧缺盆穴；最后按压肩井穴约 5 秒钟，如此进行 20 余次。

九、按摩听宫穴治疗肩背痛

中医认为肩背痛是由于血不通、经脉不畅造成的，可以通过按摩听宫穴，调气血，通经脉来治疗。

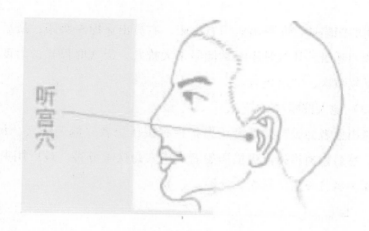

【图2. 5. 2. 1 听宫穴位置】

每天早晚用食指按摩听宫穴 3～5 分钟，可以有效疏通身体气血，治疗肩背疼痛的不适症状。

九、按摩防治月经紊乱

中医认为按摩足三里和三阴交穴可以调理女性身体机能，促进月经更好的排畅。

首先用大拇指或中指按压足三里穴 15～20 次，每次按压要使足三里穴有针刺一样的酸胀、发热的感觉，坚持按压 5～10 分钟；然后用拇指按揉左右腿的三阴交各 20 分钟，力度以使其有酸胀麻痛的感觉为宜。

十、穴位按摩有效治疗鼻出血

（1）自我按摩法

鼻出血者取坐位，先用拇指和食指捏住鼻孔，改口呼吸，每次 1～3 分钟；再用双手食指指腹按压鼻孔两边的迎香穴，力度适中，每次 2 分钟，以感觉酸胀为宜；其次用双手拇指指腹按压风池穴、足三里穴，用力稍重，每次 3 分钟。也可用拇指和食指捏脚跟踝关节及足跟之间的凹陷处，左鼻出血捏右脚跟，右鼻出血捏左脚跟；最后鼻出血者调匀呼吸，呼气时用手掌侧敲击大椎穴，吸气时停止，力度要适中，反复数次，即可止血。

（2）他人按摩法

鼻出血者仰卧，按摩者用拇指指腹按压患者双侧迎香穴，每次3分钟。然后用拇指指腹尖掐压患者人中穴每次1分钟。最后用拇指指腹按揉患者合谷穴，每次3分钟。

十一、按摩治疗牙痛

中医认为胃经分布于上牙齿，大肠经分布于下牙齿，对于风火牙痛和肾虚牙痛都可以通过穴位按摩来防治。

（1）风火牙痛

首先用拇指或食指按揉下关穴（上牙痛）和颊车穴（下牙痛）100~200下至其发红，或用皮肤针敲打至出血；再用手指找准合谷穴，顺着经脉进行压、掐、按操作；最后拇指掐按内庭穴，或用皮肤针对准穴位敲出血。

在此，需要注意一点，孕妇牙痛不可按压合谷穴，以免出现流产。

（2）肾虚牙痛

用手指压掐按或用皮肤针叩刺太溪穴、照海穴、涌泉穴。每个穴位按压两到三分钟，然后皮肤针叩刺法，这几个穴位不能叩出血来。不过，这种治疗牙痛的按摩方法疗程相对较长。

十二、穴位按摩控制烦躁易怒情绪

胸中热而不安叫"烦"，手足扰动不宁叫"躁"，面对巨大的生活和工作压力我们可以通过按摩劳宫穴和神门穴控制烦躁易怒的情绪。

将一手拇指立起，指尖用力点按劳宫和神门穴各一分钟，穴位局部会有较明显的酸胀感，左右手交替治疗3~5次。

十三、穴位按摩缓解和治疗心绞痛

首先用拇指用力按揉或用小锤捶打膻中穴，宽胸理气，调解心肺；其次沿着经脉按摩内关穴，缓解胸痛胸闷；然后沿着经脉由上到下按揉郄门穴（或用皮肤针叩刺），最后用手指或皮肤针按揉阴郄穴，如此反复200~300次可以缓解和治疗心绞痛。

十四、风府穴治膝痛

中医认为膝痛是因为风寒湿邪乘虚而入，侵袭膝部并留驻关节之内而引发疼痛。经常按揉风府穴可以预防和治疗膝痛。

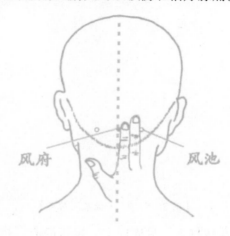

【图2.5.2.2 风府穴位置】

风府穴位于后发际正中以上一横指的凹陷中，用双手中指或拇指点按风府穴2次，每次2~3分钟，可以祛寒除湿，治疗寒邪虚入引起的膝痛。另外经常按摩风府穴还可以治疗多种颈部、头部疾病。

十五、穴位按摩治疗打呼噜

日常生活生活中睡眠打呼噜的现象已经司空见惯，殊不知打呼噜

187

也是身体机能发生疾病的信号，我们应该对之重视，并采用穴位按摩法予以治疗。

每天按压阴陵泉穴、丰隆穴、中脘穴（肚脐上4寸）、天枢穴（离肚脐眼正中2寸）、迎香穴3~5分钟，早晚各一次，持续下去会慢慢治疗打呼噜的症状。

十六、按摩涌泉穴治疗顽固性失眠

长期从事脑力劳动的人容易患顽固性失眠，药物治疗不明显，可以采用穴位按摩的方法来改善。

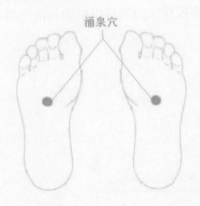

【图2.5.2.3 涌泉穴位置】

每晚临睡前盘腿打坐，足底向上，屏气静心、排除杂念，双手拇指时重时轻地按摩两足底涌泉穴200下，促使心火下移，肾水上升，持续一段时间就会发现失眠出现的次数越来越少。

十七、按摩肾俞穴治疗肾虚体寒

对于手脚冰冷却容易出汗的人来说是肾虚体寒的症状，可以通过按摩肾俞穴治疗。

每天坚持先让身体后仰20次，再向前俯20次，然后立正，双手捶打两肾俞60次，接着下蹲抱膝数10次，最后按摩肾俞5分钟。反复慢慢重复这个动作，可以增加肾脏的血流量，改善肾虚体寒的症状。

十八、穴位按摩治疗恶心、孕呕吐

1. 用中指按压中脘穴约30秒，然后按顺时针方向按摩约2分钟，以局部酸胀为佳。

2. 用食指或中指按压巨阙穴约30秒，然后按顺时针方向按摩约2分钟，以局部感到酸胀并向整个腹部发散为佳。

3. 拇指或中指按压天枢穴约30秒，然后按顺时针方向按揉约2分钟，以局部感到酸胀并向整个腹部发散为佳。

4. 两手拇指按在左右两脾俞穴位上（其余四指附着在肋骨上），按揉约2分钟，或捏空拳揉擦穴位30~50次，擦至局部有热感为佳。

5. 左手托住前臂，右手拇指或食指点按内关穴约1分钟，以酸胀感向腕部和手发散为佳。

十九、按摩穴位降血脂

随着生活节奏的加快，年轻职员久坐办公室缺少运动，高血脂患者频发；随着年龄增长，高血压、高血脂、高血糖病人也增多，中医认为每天坚持按摩穴位可以降三高。

按摩的穴位（从上到下）：章门穴、滑肉门穴、大横穴、足三里穴、丰隆穴、三阴交穴、公孙穴、太冲穴。

按摩方法：根据自己的承受力度，分别使用拇指、食指指端或者第一指关节按压以上穴位，每个穴位按摩80下，力度以穴位感觉到酸麻为度，每天按摩两次，每次大约10多分钟。长期坚持可以降三高、防中风。

二十、夏季降火巧按摩

1. 按摩列缺穴清肺火 列缺穴与任脉连接，有补肺益肾的功效，经常按摩对于肾阴不足引起的糖尿病、耳鸣、眼睛干涩等症有很好的调节作用。

2. 按摩尺泽穴清肝火

3. 按摩内关穴清胃火 内关穴有宁心安神、理气止痛等作用，常被中医用来治疗心脏系统疾病以及胃肠不适等病症。

4. 按摩神门穴清心火 神门穴对于心悸以及心慌失眠都有很好的疗效。

二十一、中医按摩巧祛痘

1. 额头去痘——曲池穴、鱼际穴

额头长痘主要与运动量少，心肺功能不足等有关，按摩穴道可增加免疫功能、清热润燥，平时也要养成温和运动的习惯，避免烟酒。

2. 眉心祛痘——少府穴、后溪穴

眉心长痘主要与心脏活动力减弱有关，除按摩穴位外还要养成早睡早起的规律作息习惯。

3. 唇边去痘——迎香穴、承浆穴

唇边长痘与消化机能不佳有关，按摩穴位可以促消化，同时要注意饮食清淡。

4. 鼻翼祛痘——光明穴、蠡沟穴

鼻子周围的痘痘，通常因为心情郁闷，反映肝胆问题。按穴能帮助排便与放松，同时要避免吃生冷或辛辣的食物。

附　录

素问（节选）

金匮真言论篇第四

本节内容从四时气候与五脏的关系出发，阐述了季节性的多发病；从一日之间的变化、体表部位以及脏腑位置来说明阴阳学说在中医学上的灵活运用；从四时阴阳五行为中心讨论了人体脏腑功能和自然界气候变化的有机联系。

黄帝问曰：天有八风，经有五风，何谓？

岐伯对曰：八风发邪以为经风，触五脏，邪气发病。

所谓得四时之胜者，春胜长夏，长夏胜冬，冬胜夏，夏胜秋，秋胜春，所谓四时之胜也。

东风生于春，病在肝，俞在颈项；南风生于夏，病在心，俞在胸胁；西风生于秋，病在肺，俞在肩背；北风生于冬，病在肾，俞在腰股；中央为土，病在脾，俞在脊。

故春气者，病在头；夏气者，病在脏；秋气者，病在肩背；冬气者，病在四肢。

故春善病鼽衄，仲夏善病胸胁，长夏善病洞泄寒中，秋善病风疟，冬善病痹厥。

故冬不按，春不鼽衄；春不病颈项，仲夏不病胸胁；长夏不病洞泄寒中，秋不病风疟，冬不病痹厥，飧泄而汗出也。

夫精者，身之本也。故藏于精者，春不病温。夏暑汗不出者，秋成风疟，此平人脉法也。

故曰：阴中有阴，阳中有阳。平旦至日中，天之阳，阳中之阳也；日中至黄昏，天之阳，阳中之阴也；合夜至鸡鸣，天之阴，阴中之阴也；鸡鸣至平旦，天之阴，阴中之阳也。

故人亦应之，夫言人之阴阳，则外为阳，内为阴。言人身之阴阳，则背为阳，腹为阴。言人身之脏腑中阴阳，则脏者为阴，腑者为阳。肝、心、脾、肺、肾，五脏皆为阴，胆、胃、大肠、小肠、膀胱、三焦，六腑皆为阳。

所以欲知阴中之阴，阳中之阳者，何也？为冬病在阴，夏病在阳，春病在阴，秋病在阳，皆视其所在，为施针石也。

故背为阳，阳中之阳，心也；背为阳，阳中之阴，肺也；腹为阴，阴中之阴，肾也，阴中之阳，肝也；腹为阴，阴中之至阴，脾也。

此皆阴阳表里，内外雌雄，相输应也。故以应天之阴阳也。

帝曰：五脏应四时，各有收受乎？

岐伯曰：有。

东方青色，入通于肝，开窍于目，藏精于肝。其病发惊骇，其味酸，其类草木，其畜鸡，其谷麦，其应四时，上为岁星，是以春气在头也。其音角，其数八，是以知病之在筋也，其臭臊。

南方赤色，入通于心，开窍于耳，藏精于心，故病在五脏。其味苦，其类火，其畜羊，其谷黍，其应四时，上为荧惑星。是以知病之在脉也。其音徵，其数七，其臭焦。

中央黄色，入通于脾，开窍于口，藏精于脾，故病在舌本。其味甘，其类土，其畜牛，其谷稷，其应四时，上为镇星。是以知病之在肉也。其音宫，其数五，其臭香。

西方白色，入通于肺，开窍于鼻，藏精于肺，故病在背。其味辛，其类金，其畜马，其谷稻，其应四时，上为太白星。是以知病之在皮毛也。其音商，其数九，其臭腥。

北方黑色，入通于肾，开窍于二阴，藏精于肾，故病在谿。其味咸，其类水，其畜彘，其谷豆，其应四时，上为辰星。是以知病之在骨也。其音羽，其数六，其臭腐。

故善为脉者，谨察五脏六腑，一逆一从，阴阳表里，雌雄之纪，藏之心意，合心于精，非其人勿教，非其真勿授，是谓得道。

脏气法时论篇第二十二

本节内容论述了"合人形以法四时五行五治"的道理，阐明了五脏病"愈"、"加"、"持"、"起"的时间、禁忌与治则。此外，还提出了五脏虚实的症候及具体治法，又论述了五色、五味及五谷、五果、五畜、五菜对五脏之所宜的细节。

黄帝问曰：合人形以法四时五行而治，何如而从，何如而逆？得失之意，愿闻其事。

岐伯对曰：五行者，金木水火土也。更贵更贱，以知死生，以决成败，而定五脏之气，间甚之时，死生之期也。

帝曰：愿卒闻之。岐伯曰：肝主春，足厥阴少阳主治。其日甲乙。肝苦急，急食甘以缓之。

心主夏，手少阴太阳主治。其日丙丁。心苦缓，急食酸以收之。

脾主长夏，足太阴阳明主治。其日戊己。脾苦湿，急食苦以燥之。

肺主秋，手太阴阳明主治。其日庚辛。肺苦气上逆，急食苦以泄之。

肾主冬，足少阴太阳主治。其日壬癸。肾苦燥，急食辛以润之，开腠理，致津液通气也。

病在肝，愈于夏，夏不愈，甚于秋，秋不死，持于冬，起于春。禁当风。

肝病者，愈在丙丁，丙丁不愈，加于庚辛，庚辛不死，持于壬癸，起于甲乙。

肝病者，平旦慧，下晡甚，夜半静。

肝欲散，急食辛以散之，用辛补之，酸泻之。

病在心，愈在长夏，长夏不愈，甚于冬，冬不死，持于春，起于夏。禁温食热衣。

心病者，愈在戊己，戊己不愈，加于壬癸，壬癸不死，持于甲乙，起于丙丁。

心病者，日中慧，夜半甚，平旦静。

心欲软，急食咸以软之；用咸补之，甘泻之。

病在脾，愈在秋，秋不愈；甚于春，春不死，持于夏，起于长夏。禁温食饱食，湿地濡衣。

脾病者愈在庚辛，庚辛不愈，加于甲乙，甲乙不死，持于丙丁，起于戊己。

脾病者，日昳慧，日出甚，下晡静。

脾欲缓，急食甘以缓之，用苦泻之，甘补之。

病在肺，愈于冬。冬不愈，甚于夏，夏不死，持于长夏，起于秋。禁寒饮食，寒衣。

肺病者，愈在壬癸，壬癸不愈，加于丙丁，丙丁不死，持于戊己，起于庚辛。

肺病者，下晡慧，日中甚，夜半静。

194

肺欲收，急食酸以收之，用酸补之，辛泻之。

病在肾，愈在春，春不愈，甚于长夏，长夏不死，持于秋，起于冬，禁犯焠㷫热食，温炙衣。

肾病者，愈在甲乙，甲乙不愈，甚于戊己，戊己不死，持于庚辛，起于壬癸。

肾病者，夜半慧，四季甚，下晡静。

肾欲坚，急食苦以坚之，用苦补之，咸泻之。

夫邪气之客于身也。以胜相加，至其所生而愈，至其所不胜而甚，至于所生而持，自得其位而起；必先定五脏之脉，乃可言间甚之时，死生之期也。

肝病者，两胁下痛引少腹，令人善怒。虚则目疏疏无所见，耳无所闻，善恐，如人将补之。

取其经厥阴与少阳，气逆则头痛。耳聋不聪、颊肿、取血者。

心病者，胸中痛，胁支满，胁下痛，膺背肩胛间痛，两臂内痛。虚则胸腹大，胁下与腰相引而痛。

取其经，少阴太阳舌下血者，其变病刺郄中血者。

脾病者，身重，善饥肉痿，足不收行，善瘛，脚下痛。虚则腹满，肠鸣飧泄，食不化。

取其经太阴、阳明、少阴血者。

肺病者，喘咳逆气，肩背痛，汗出，尻阴股膝髀腨胻足皆痛。虚则少气，不能报息，耳聋嗌干。

取其经，太阴足太阳之外，厥阴内血者。

肾病者，腹大、胫肿、喘咳身重，寝汗出、憎风。虚则胸中痛，大腹、小腹痛，清厥意不乐。

取其经少阴太阳血者。肝色青，宜食甘。粳米、牛肉、枣、葵皆甘。心色赤，宜食酸。小豆、犬肉、李、韭皆酸。肺色白，宜食苦。

麦、羊肉、杏、薤皆苦。脾色黄，宜食咸。大豆、猪肉、栗、藿皆咸。肾色黑，宜食辛。黄黍、鸡肉、桃、葱皆辛。辛散、酸收、甘缓、苦坚、咸软。毒药攻邪。五谷为食。五果为助。五畜为益。五菜为充。气味合而服之，以补精益气。

此五者，有辛、酸、甘、苦、咸，各有所利，或散，或收、或缓、或急、或坚、或软。四时五脏，病随五味所宜也。

离合真邪论篇第二十七

在这节内容中人们可以知道病邪初入人体时，真邪未合，未有定处，此时应该及早治疗，才能使病尽早痊愈。另外，此处介绍了针刺补泻的宜忌和操作方法。所以，医生在运用针刺治病时，一定要懂得三部九候的诊法，结合天地阴阳来分析病情，认识疾病。总之该部分内容突出说明了"要能治病，必先识病"的道理。

黄帝问曰：余闻九针九篇，夫子乃因而九之，九九八十一篇余尽通其意矣。经言气之盛衰，左右倾移。以上调下，以左调右。有余不足，补泻于荣输，余知之矣。此皆荣卫之倾移，虚实之所生，非邪气从外入于经也。余愿闻邪气之在经也，其病人何如？取之奈何？

岐伯对曰：夫圣人之起度数，必应于天地；故天有宿度，地有经水，人有经脉。

天地温和，则经水安静；天寒地冻，则经水凝泣；天暑地热，则经水沸溢，卒风暴起，则经水波涌而陇起。

夫邪之入于脉也，寒则血凝泣，暑则气淖泽，虚邪因而入客，亦如经水之得风也，经之动脉，其至也，亦时陇起，其行于脉中，循循然。

其至寸口中手也，时大时小，大则邪至，小则平。其行无常处，在阴与阳，不可为度。从而察之，三部九候。卒然逢之，早遏其路。

吸则内针，无令气忤。静以久留，无令邪布。吸则转针，以得气为故。候呼引针，呼尽乃去，大气皆出，故命曰泻。

帝曰：不足者补之，奈何？岐伯曰：必先扪而循之，切而散之，推而按之，弹而怒之，抓而下之，通而取之，外引其门，以闭其神。呼尽内针，静以久留，以气至为故，如待所贵，不知日暮。其气以至，适而自护，候吸引针，气不得出，各在其处，推阖其门，令神气存，大气留止，故命曰补。

帝曰：候气奈何？岐伯曰：夫邪去络，入于经也，舍于血脉之中，其寒温未相得，如涌波之起也，时来时去，故不常在。

故曰：方其来也，必按而止之，止而取之，无逢其冲而泻之。

真气者，经气也，经气太虚，故曰其来不可逢，此之谓也。

故曰：候邪不审，大气已过，泻之则真气脱，脱则不复，邪气复至，而病益蓄。故曰其往不可追，此之谓也。

不可挂以发者，待邪之至时而发针泻矣。若先若后者，血气已尽，其病不可下。故曰：知其可取如发机，不知其取如扣椎。故曰：知机道者不可挂以发，不知机者扣之不发，此之谓也。

帝曰：补泻奈何？岐伯曰：此攻邪也。疾出以去盛血，而复其真气。此邪新客溶溶未有定处也。推之则前，引之则止，逆而刺之，温血也。刺出其血，其病立已。

帝曰：善。然真邪以合，波陇不起，候之奈何？岐伯曰：审扪循三部九候之盛虚而调之。察其左右，上下相失，及相减者，审其病脏以期之。

不知三部者，阴阳不别，天地不分；地以候地，天以候天，人以候人。调之中府，以定三部，故曰刺不知三部九候病脉之处，虽有大过且至，工不能禁也。

诛罚无过，命曰大惑，反乱大经，真不可复，用实为虚，以邪为真，用针无义，反为气贼。夺人正气，以从为为逆，荣卫散乱，真气已失。邪独内着，绝人长命，予人天殃，不知三部九候，故不能久长。

因不知合之四时五行，因加相胜，释邪攻正，绝人长命。邪之新客来也未有定处，推之则前，引之则止，逢而泻之，其病立已。

通评虚实论篇第二十八

本节以"邪气盛则实，精气夺则虚"为重点，讨论病证的虚实、症状，以及重虚重实、经络的虚实、脉的虚实等内容。

黄帝问曰：何谓虚实？

岐伯曰：邪气盛则实，精气夺则虚。

帝曰：虚实何如？岐伯曰：气虚者，肺虚也；气逆者，足寒也。非其时则生，当其时则死。余脏皆如此。

帝曰：何谓重实？

岐伯曰：所谓重实者，言大热病，气热，脉满，是谓重实。

帝曰：经络俱实何如？何以治之？

岐伯曰：经络皆实，是寸脉急而尺缓也，皆当治之。故曰：滑则从，涩则逆也。夫虚实者，皆从其物类始，故五脏骨肉滑利，可以长久也。

帝曰：络气不足，经气有余，何如？

岐伯曰：络气不足，经气有余者，脉口热而尺寒也。秋冬为逆，春夏为从，治主病者。

帝曰：经虚络满何如？

岐伯曰：经虚络满者，尺热满，脉口寒涩也。此春夏死，秋冬生也。

帝曰：治此者奈何？

岐伯曰：络满经虚，灸阴刺阳；经满络虚，刺阴灸阳。

帝曰：何谓重虚？

岐伯曰：脉气上虚尺虚，是谓重虚。

帝曰：何以治之？

岐伯曰：所谓气虚者，言无常也；尺虚者，行步框然；脉虚者，不象阴也。如此者，滑则生，涩则死也。

帝曰：寒气暴上，脉满而实，何如？

岐伯曰：实而滑则生，实而逆则死。

帝曰：脉实满，手足寒，头热何如？

岐伯曰：春秋则生，冬夏则死。脉浮而涩，涩而身有热者死。

帝曰：其形尽满何如？

岐伯曰：其形尽满者，脉急大坚，尺涩而不应也。如是者，故从则生，逆则死。

帝曰：何谓从则生，逆则死？

岐伯曰：所谓从者，手足温也；所谓逆者，手足寒也。

帝曰：乳子而病热，脉悬小者何如？岐伯曰：手足温则生，寒则死。

帝曰：乳子中风热，喘鸣肩息者，脉何如？

岐伯曰：喘鸣肩息者，脉实大也。缓则生，急则死。

帝曰：肠澼便血，何如？岐伯曰：身热则死，寒则生。

帝曰：肠澼下白沫，何如？岐伯曰：脉沉则生，脉浮则死。

帝曰：肠澼下脓血，何如？岐伯曰：脉悬绝则死，滑大则生。

帝曰：肠澼之属，身不热，脉不悬绝，何如？岐伯曰：滑大者曰生，悬涩者曰死，以脏期之。

帝曰：癫疾何如？岐伯曰：脉搏大滑，久自己；脉小坚急，死不治。

帝曰：癫疾之脉，虚实何如？岐伯曰：虚则可治，实则死。

帝曰：消瘅虚实何如？岐伯曰：脉实大，病久可治；脉悬小坚，病久不可治。

帝曰：形度、骨度、脉度、筋度，何以知其度也？

帝曰：春亟治经络；夏亟治经俞；秋亟治六府；冬则闭塞，闭塞者，用药而少针石也。所谓少针石者，非痈疽之谓也，痈疽不得顷时回。痈不知所，按之不应手，乍来乍已，刺手太阳傍三痏，与缨脉各二。掖痈大热，刺足少阳五；刺而热不止，刺手心主三，刺手太阴经络者，大骨之会各三。暴痈筋软，随分而痛，魄汗不尽，胞气不足，治在经俞。

腹暴满，按之不下，取手太阳经络者，胃之募也，少阴俞去脊椎三寸傍五，用员利针。霍乱，刺俞傍五，足阳明及上傍三。刺痫惊脉五，针手太阴各五，刺经，太阳五，刺手少阴经络傍者一，足阳明一，上踝五寸，刺三针。

凡治消瘅、仆击、偏枯、痿厥、气满发逆，肥贵人则高粱之疾也。隔塞、闭绝、上下不通，则暴忧之病也。暴厥而聋，偏塞闭不通，内气暴薄也。不从内，外中风之病，故瘦留著也。蹠跛，寒风湿之病也。

黄帝曰：黄疸暴痛，癫疾厥狂，久逆之所生也。五脏不平，六腑闭塞之所生也。头痛耳鸣，九窍不利，肠胃之所生也。

热论篇第三十一

本节内容系统全面地论述热病的发生原因、症状、变化、预后、禁忌、治疗等一系列问题，病指出一切外感热病，都属于伤寒一类的疾病，但由于发病季节的不同，又有伤寒、温病、暑病等的区别。论述了"两感"热病的脉症特点及预后，指出决定预后好坏的关键在于

"胃气"的存亡，而热病的治疗原一般是汗、下两大法。

黄帝问曰：今夫热病者，皆伤寒之类也，或愈或死，其死皆以六七日之间，其愈皆以十日以上者，何也？不知其解，愿闻其故。

岐伯对曰：巨阳者，诸阳之属也。其脉连于风府，故为诸阳主气也。人之伤于寒也，则为病热，热虽甚不死，其两感于寒而病者，必不免于死。

帝曰：愿闻其状。

岐伯曰：伤寒一日，巨阳受之，故头项痛，腰脊强。

二日阳明受之。阳明主肉，其脉侠鼻，络于目，故身热目痛而鼻干，不得卧也。

三日少阳受之，少阳主胆，其脉循胁络于耳，故胸胁痛而耳聋。三阳经络，皆受其病，而未入于脏者，故可汗而已。

四日太阴受之太阴脉布胃中，络于嗌，故腹满而溢干。

五日少阴受之。少阴脉贯肾，络于肺，系舌本，故口燥舌干而渴。

六日厥阴受之。厥阴脉循阴器而络于肝，故烦满而囊缩。

三阴三阳，五脏六腑皆受病，荣卫不行，五脏不通，则死矣。

其不两感于寒者，七日巨阳病衰，头痛少愈；八日阳明病衰，身热少愈；九日少阳病衰，耳聋微闻；十日太阴病衰，腹减如故，则思饮食，十一日少阴病衰，渴止不满，一古干已而嚏，十二日厥阴病衰，囊纵，少腹微下，大气皆去，病日已矣。

帝曰：治之奈何？

岐伯曰：治之各通其脏脉，病日衰已矣。其未满三日者，可汗而已；其满三日者，可泄而已。

帝曰：热病可愈，时有所遗者，何也？

岐伯曰：诸遗者，热甚而强食之，故有所遗也。若此者，皆病已衰而热有所藏，因其谷气相薄，两热相合，故有所遗也。

帝曰：善。治遗奈何？

岐伯曰：视其虚实，调其逆从，可使必已矣。

帝曰：病热当何治之？岐伯曰：病热少愈，食肉则复，多食则遗，此其禁也。

帝曰：其病两感于寒者，其脉应与其病形何如？

岐伯曰：两感于寒者，病一日则巨阳与少阴俱病，则头痛口干而烦满；二日则阳明与太阴俱病，则腹满身热，不欲食谵言，三日则少阳与厥阴俱病，则耳聋囊缩而厥。水浆不入，不知人，六日死。

帝曰：五脏已伤，六腑不通，荣卫不行，如是之后，三日乃死，何也？

岐伯曰：阳明者，十二经脉之长也，其血气盛，故不知人，三日其气乃尽，故死矣。

凡病伤寒而成温者，先夏至日者，为病温，后夏至日者，为病暑。暑当与汗皆出，勿止。

刺热论篇第三十二

本节内容主要论述了各种热病的症状及针刺治疗方法。

肝热病者，小便先黄，腹痛多卧，身热。热争则狂言及惊，胁满痛，手足躁，不得安卧。庚辛甚，甲乙大汗。气逆则庚辛死。刺足厥阴少阳，其逆则头痛员员，脉引冲头也。

心热病者，先不乐，数日乃热，热争则卒心痛，烦闷善呕，头痛面赤，无汗。壬癸甚，丙丁大汗。气逆则壬癸死，刺手少阴太阳。

脾热病者，先头重、颊痛、烦心、颜青、欲呕、身热。热争则腰痛，不可用俯仰，腹满泄，两颌痛。甲乙甚，戊己大汗；气逆则甲乙死，刺足太阴阳明。

肺热病者，先淅然厥起毫毛，恶风寒，舌上黄身热。热争则喘咳，痛走胸膺背，不得大息，头痛不堪，汗出而寒。丙丁甚，庚辛大汗。气逆则丙丁死。刺手太阴阳明，出血如大豆，立已。

肾热病者，先腰痛胻酸，苦渴数饮身热。热争则项痛而强，胻寒且酸，足下热，不欲言。其逆则项痛，员员淡淡然。戊己甚，壬癸大汗。气逆则戊己死。刺足少阴太阳，诸汗者，至其所胜日汗出也。

肝热病者，左颊先赤；心热病者，颜先赤；脾热病者，鼻先赤；肺热病者，右颊先赤；肾热病，颐先赤。

病虽未发，见赤色者刺之，名曰治未病。

热病从部所起者，至期而已，其刺之反者，三周而已。重逆则死。诸当汗者，至其所胜日，汗大出也。

诸治热病，以饮之寒水乃刺之，必寒应之，居止寒处，身寒而止也。

热病先胸胁痛，手足躁，刺足少阳，补足太阴。病甚者为五十九刺。

热病始手臂病者，刺手阳明太阴而汗出止。

热病始于头首者，刺项太阳而汗出止。

热病先身重骨痛、耳聋、好瞑、刺足少阴，病甚为五十九刺。

热病先眩冒而热，胸胁满，刺足少阴少阳。

太阳之脉色荣颧骨，热病也。荣未交，曰今且得汗，待时而已。与厥阴脉争见者，死期不过三日。

其热病内连肾，少阳之脉色也。少阳之脉色荣颊前，热病也。荣未交，曰今且得汗，待时而已。与少阴脉争见者，死期不过三日。

热病气穴，三椎下间主胸中热，四椎下间主膈中热，五椎下间主肝热，六椎下间主脾热，七椎下间主肾热。荣在骶也，项上三椎陷者中也。

颊下逆颧为大瘕；下牙车为腹满；颧后为胁痛；颊上者膈上也。

评热病论篇第三十三

本节内容的重点是讨论了阴阳交、风厥、劳风、肾风（风水）四种比较严重的热病，包括它们的病因、症状、治法、预后等方面信息。

黄帝问曰：有病温者，汗出辄复热而脉躁疾，不为汗衰，狂言不能食，病名为何？

岐伯对曰：病名阴阳交，交者死也。

帝曰：愿闻其说。

岐伯曰：人所以汗出者，皆生于谷，谷生于精，今邪气交争于骨肉而得汗者，是邪却而精胜也。精胜则当能食而不复热；复热者邪气也，汗者精气也，今汗出而辄复热者，是邪胜也，不能食者，精无俾也。病而留者，其寿可立而倾也。且夫热论曰：汗出而脉尚躁盛者死。今脉不与汗相应，此不胜其病也，其死明矣。狂言者是失志，失志者死，今见三死，不见一生，虽愈必死也。

帝曰：有病身热汗出烦满，烦满不为汗解，此为何病？

岐伯曰：汗出而身热者风也，汗出而烦满不解者厥也，病名曰风厥。帝曰：愿卒闻之，岐伯曰：巨阳主气，故先受邪，少阴与其为表里也，得热则上从之，从之则厥也。帝曰：治之奈何？岐伯曰：表里刺之，饮之服汤。

帝曰：劳风为病何如？岐伯曰：劳风法在肺下，其为病也，使人强上，瞑视，唾出若涕，恶风而振寒，此为劳风之病。帝曰：治之奈何？

岐伯曰：以救俯仰。巨阳引精者三日，中年者五日，不精者七日，咳出青黄涕，其状如脓，大如弹丸，从口中若鼻中出，不出则伤肺，伤肺则死也。

帝曰：有病肾风者，面胕庞然，壅害于言，可刺不？

岐伯曰：虚不当刺，不当刺而刺，后五日其气必至。帝曰：其至何如？岐伯曰：至必少气时热，时热从胸背上至头，汗出，手热、口干、苦渴、小便黄、目下肿、腹中鸣、身重难以行，月事不来，烦而不能食，不能正偃，正偃则咳，病名曰风水，论在刺法中。

帝曰：愿闻其说。

岐伯曰：邪之所凑，其气必虚；阴虚者，阳必凑之。故少气时热而汗出也。小便黄者，少腹中有热也。不能正偃者，胃中不和也。正偃则咳甚，上迫肺也。诸有水气者，微肿先见于目下也。

帝曰：何以言？

岐伯曰：水者阴也，目下亦阴也，腹者至阴之所居。故水在腹者，必使目下肿也。真气上逆，故口苦舌干，卧不得正偃，正偃则咳出清水也。诸水病者，故不得卧，卧则惊，惊则咳甚也，腹中鸣者，病本于胃也。薄脾则烦，不能食。食不下者，胃脘隔也。身重难以行者，胃脉在足也。月事不来者，胞脉闭也，胞脉者属心，而络于胞中，今气上迫肺，心气不得下通，故月事不来也。

逆调论篇第三十四

本节内容指出因阴阳失调人体会出现的各种寒热病变，说明人体阴阳保持平衡的重要性，同时指出阴阳的平衡和内脏的虚实有关。此外，本节重点阐明"肉苛"病症是由于营卫虚弱不调而形成的。经气上下不调便是逆气，并指出了肺络之逆、胃气之逆、肾水之逆三种不同的病理变化。

黄帝问曰：人身非常温也，非常热也，为之热而烦满者何也？

岐伯对曰：阴气少而阳气胜也，故热而烦满也。

帝曰：人身非衣寒也，中非有寒气也，寒从中生者何？

岐伯曰：是人多痹气也，阳气少阴气多，故身寒如从水中出。

帝曰：人有四肢热，逢风寒如炙如火者何也？

岐伯曰：是人者阴气虚，阳气盛，四肢者阳也，两阳相得而阴气虚少，少水不能灭盛火，而阳独治。独治者不能生长也，独胜而止耳。逢风而如炙如火者，是人当肉烁也。

帝曰：人有身寒，阳火不能热，厚衣不能温，然不冻栗，是为何病？

岐伯曰：是人者，素肾气胜，以水为事，太阳气衰，肾脂枯木不长，一水不能胜两火。肾者水也，而生于骨，肾不生，则髓不能满，故寒甚至骨也。所以不能冻栗者，肝一阳也，心二阳也，肾孤脏也，一水不能胜二火，故不能冻栗，病名曰骨痹，是人当挛节也。

帝曰：人之肉苛者，虽近亦絮，犹尚苛也，是谓何疾？

岐伯曰：荣气虚，卫气实也，荣气虚则不仁，卫气虚则不用，荣卫俱虚，则不仁且不用，肉如故也。人与志不相有，曰死。

帝曰：人有逆气不得卧而息有音者，有不得卧而息无音者，有起居如故息有音者，有得卧行而喘者，有不得卧不能行而喘者，有不得卧卧而喘者，皆何脏使然？愿闻其故。

岐伯曰：不得卧而息有音者，是阳明之逆也，足三阳者下行，今逆而上行，故息有音也。阳明者，胃脉也，胃者，六腑之海，其气亦下行。阳明逆，不得从其道？故不得卧也。下经曰：胃不和，则卧不安，此之谓也。

夫起居如故而息有音者，此肺之络脉逆也，络脉不得随经上下，故留经而不行，络脉之病人也微，故起居如故而息有音也。

夫不得卧，卧则喘者，是水气之客也。夫水者，循津液而流也，肾者水脏主津液，主卧与喘也。帝曰：善。

气厥论篇第三十七

本节讨论了寒热之气在脏腑之间互相移传而发生的各种病变。一方面，它说明寒热之气厥逆，可以为患多端，另一方面也说明脏腑之间的密切联系，即脏腑有病，可以相互影响，互相传变。

黄帝问曰：五脏六腑寒热相移者何？

岐伯曰：肾移寒于肝，痈肿少气。

脾移寒于肝，痈肿筋挛。

肝移寒于心，狂隔中。

心移寒于肺，肺消。肺消者饮一溲二，死不治。

肺移寒于肾，为涌水。涌水者，按腹不坚，水气客于大肠，疾行则鸣濯濯，如囊里浆水之病也。

脾移热于肝，则为惊衄。

肝移热于心，则死。

心移热于肺，传为膈消。

肺移热于肾，传为柔痉。

肾移热于脾，传为虚，肠澼，死不可治。

胞移热于膀胱，则癃溺血。

膀胱移热于小肠，膈肠不便，上为口糜。

小肠移热于大肠，为虑瘕，为沉。

大肠移热于胃，善食而瘦人，谓之食亦。

胃移热于胆，亦曰食亦。

胆移热于脑，则辛頞鼻渊。鼻渊者，浊涕不下止也，传为衄蔑、

瞑目。故得之气厥也。

风论篇第四十二

中医称"风为百病之长"，认为风是一种外邪，是中医的风寒暑湿燥火的外感。而本节内容就重点解读了九种由风邪引起的病症。

黄帝问曰：风之伤人也，或为寒热，或为热中，或为寒中，或为疠风，或为偏枯，或为风也，其病各异，其名不同。或内至五脏六腑，不知其解，愿闻其说。

岐伯对曰：风气藏在皮肤之间，内不得通，外不得泄。

风者，善行而数变，腠理开，则洒然寒，闭则热而闷。其寒也，则衰食饮；其热也，则消肌肉。故使人怢栗而不能食，名曰寒热。

风气与阳明入胃，循脉而上至目内眦，其人肥，则风气不得外泄，则为热中而目黄；人瘦则外泄而寒，则为寒中而泣出。

风气与太阳俱入，行诸脉俞，散于分肉之间，与卫气相干，其道不利。故使肌肉愤（月真）而有疡，卫气有所凝而不行，故其肉有不仁也。

疠者，有荣气热腑，其气不清，故使其鼻柱坏而色败，皮肤疡溃。风寒客于脉而不去，名曰疠风，或名曰寒热。

以春甲乙伤于风者为肝风，以夏丙丁伤于风者为心风，以季夏戊己伤于邪者为脾风，以秋庚辛中于邪者为肺风，以冬壬癸中于邪者为肾风。

风中五脏六腑之俞，亦为脏腑之风，各入其门户，所中则为偏风。

风气循风府而上，则为胸风，风入系头，则为目风，眼寒。

饮酒中风，则为漏风。入房汗出中风，则为内风。新沐中风，则为首风。久风入中，则为肠风，飧泄。外在腠理，则为泄风。故风者，百病之长也，至其变化，乃为他病也，无常方，然致有风气也。

帝曰：五脏风之形状不同者何？愿闻其诊，及其病能。

岐伯曰：肺风之状，多汗恶风，色皏然白，时咳短气，昼日则差，暮则甚，诊在眉上，其色白。

心风之状，多汗恶风，焦绝善怒吓，赤色，病甚则言不可快，诊在口，其色赤。

肝风之状，多汗恶风，善悲，色微苍，嗌干善怒，时憎女子，诊在目下，其色青。

脾风之状，多汗恶风，身体怠堕，四支不欲动，色薄微黄，不嗜食，诊在鼻上，其色黄。

肾风之状，多汗恶风，面庞然浮肿，脊痛不能正立，其色炲，隐曲不利，诊在肌上，其色黑。

胃风之状，颈多汗，恶风，食饮不下，膈塞不通，腹善胀，失衣则䐜胀，食寒则泄，诊形瘦而腹大。

首风之状，头面多汗，恶风、当先风一日，则病甚，头痛不可以出内，至其风日，则病少愈。

漏风之状，或多汗，常不可单衣，食则汗出，甚则身汗，喘息恶风，衣常濡，口干善渴，不能劳事。

泄风之状，多汗，汗出泄衣上，口中干，上渍其风，不能劳事，身体尽痛，则寒。

帝曰：善。

痹论篇第四十三

本节内容指出风寒湿三中外邪杂合伤人是痹病的主要成因。由于感受风寒湿三邪的轻重有别，以及邪气侵犯的部位和体质不同，所以就产生了不同的病症。

黄帝问曰：痹之安生？

岐伯对曰：风寒湿三气杂至合而为痹也。

其风气胜者为行痹，寒气胜者为痛痹，湿气胜者为着痹也。

帝曰：其有五者何也？

岐伯曰：以冬遇此者为骨痹，以春遇此者为筋痹；以夏遇此者为脉痹；以至阴遇此着为筋痹；以秋遇此者为皮痹。

帝曰：内舍五脏六腑，何气使然？

岐伯曰：五脏皆有合，病久而不去者，内舍于其合也。故骨痹不已，复感于邪，内会于肾；筋痹不已，复感于邪，内会于肝；脉痹不已，复感于邪，内会于心；肌痹不已，复感于邪，内舍于脾；皮痹不已，复感于邪，内舍于肺；所谓痹者，各以其时重感于风寒湿之气也。

凡痹之客五脏者，肺痹者，烦满喘而呕。

心痹者，脉不通，烦则心下鼓，暴上气而喘，嗌干善噫，厥气上则恐。

肝痹者，夜卧则惊，多饮，数小便，上为引如怀。

肾痹者，善胀，尻以代踵，脊以代头。

脾痹者，四支解堕，发咳呕汁，上为大塞。

肠痹者，数饮而出不得，中气喘争，时发飧泄。

胞痹者，少腹膀胱按之内痛，若沃以汤，涩于小便，上为清涕。

阴气者，静则神藏，躁则消亡。

饮食自倍，肠胃乃伤。

淫气喘息，痹聚在肺；淫气忧思，痹聚在心；淫气遗溺，痹聚在肾；淫气乏竭，痹聚在肝；淫气肌绝，痹聚在脾。诸痹不已，亦益内也。其风气胜者，其人易已也。

帝曰：痹，其时有死者，或疼久者，或易已者，其何故也？

岐伯曰：其入脏者死，其留连筋骨问者疼久，其留皮肤间者易已。

帝曰：其客于六腑者何也？

岐伯曰：此亦其食饮居处，为其病本也。六腑亦各有俞，风寒湿气中其俞，而食饮应之，循俞而入，各舍其腑也。

帝曰：以针治之奈何？

岐伯曰：五脏有俞，六腑有合，循脉之分，各有所发，各随其过，则病瘳也。

帝曰：荣卫之气，亦令人痹乎？

岐伯曰：荣者水谷之精气也，和调于五脏，洒陈于六腑，乃能入于脉也。故循脉上下贯五脏，络六腑也。卫者水谷之悍气也。其气慓疾滑利，不能入于脉也。故循皮肤之中，分肉之间，熏于肓膜，散于胸腹，逆其气则病，从其气则愈，不与风寒湿气合，故不为痹。

帝曰：善。痹或痛、或不仁、或寒、或热、或燥、或湿，其故何也？

岐伯曰：痛者寒气多也，有寒故痛也。

其不痛不仁者，病久入深，荣卫之行涩，经络时疏，故不通，皮肤不营，故为不仁。

其寒者，阳气少，阴气多，与病相益，故寒也。

其热者，阳气多，阴气少，病气胜，阳遭阴，故为痹热。

其多汗而濡者，此其逢湿甚也。阳气少，阴气盛，两气相盛，故汗出而濡也。

帝曰：夫痹之为病，不痛何也？

岐伯曰：痹在于骨则重；在于脉则血凝而不流；在于筋则屈不伸；在于肉则不仁；在于皮则寒。故具此五者，则不痛也。凡痹之类，逢寒则虫，逢热则纵。

帝曰：善。

脉解篇第四十九

本节的内容要点是，首先介绍了六经与月份的配合以及相应的月建。此外还分析了四时阴阳盛衰与六经病变的关系，详细地解释了六经病变的机理。

太阳所谓肿，腰脽痛者，正月太阳寅，寅太阳也。正月阳气出，在上而阴气盛，阳未得自次也，故肿，腰脽痛也。

病偏虚为跛者，正月阳气冻解，地气而出也。所谓偏虚者，冬寒颇有不足者，故偏虚为跛也。

所谓强上引背者，阳气大上而争，故强上也。

所谓耳鸣者，阳气万物盛上而跃，故耳鸣也。

所谓甚则狂巅疾者，阳尽在上而阴气从下，下虚上实，故狂巅疾也。

所谓浮为聋者，皆在气也。

所谓入中为喑者，阳盛已衰故为喑也。

内夺而厥，则为喑俳，此肾虚也，少阴不至者厥也。

少阳所谓心胁痛者，言少阳盛也。盛者心之所表也，九月阳气尽而阴气盛，故心胁痛也。

所谓不可反侧者，阴气藏物也，物藏则不动，故不可反侧也。

所谓甚则跃者，九月万物尽衰，草木华落而堕，则气去阳而之阴，气盛而阳之下长，故谓跃。

阳明所谓洒洒振寒者，阳明者午也，五月盛阳之阴也，阳盛而阴气加之，故洒洒振寒也。

所谓胫肿而股不收者，是五月盛阳之阴也。阳者衰于五月，而一阴气上，与阳始争，故胫肿而股不收也。

所谓上喘而为水者，阴气下而复上，上则邪客于脏腑间，故为水也。

所谓胸痛少气者，水气在脏腑也；水者阴气也，阴气在中，故胸痛少气也。

所谓甚则厥，恶人与火，闻木音则惕然而惊者，阳气与阴气相薄，水火相恶，故惕然而惊也。所谓欲独闭户牖而处者，阴阳相薄也，阳尽而阴盛，故欲独闭户牖而居。

所谓病至则欲乘高而歌，弃衣而走者，阴阳复争而外并于阳，故使之弃衣而走也。

所谓客孙脉，则头痛鼻衄腹肿者，阳明并于上，上者则其孙络太阴也，故头痛鼻衄腹肿也。

太阴所谓病胀者，太阴子也，十一月万物气皆藏于中，故曰病胀。

所谓上走心为噫者，阴盛而上走于阳明，阳明络属心，故曰上走心为噫也。

所谓食则呕者，物盛满而上溢，故呕也。

所谓得后与气则快然如衰者，十二月阴气下衰而阳气且出，故曰：得后与气则快然如衰也。

刺禁论篇第五十二

本节内容主要说的是人体禁刺的部位，以及误刺的后果。

黄帝问曰：愿闻禁数？
岐伯对曰：脏有要害，不可不察。肝生于左，肺藏于右，心部于表，肾治于里，脾为之使，胃为之市。

膈肓之上，中有父母，七节之傍，中有小心，从之有福，逆之有咎。

刺中心，一日死。其动为噫。

刺中肝，五日死。其动为语。

刺中肾，六日死。其动为嚏。

刺中肺，三日死。其动为咳。

刺中脾，十日死。其动为吞。

刺中胆，一日半死。其动为呕。

刺跗上中大脉血出不止死。

刺面中溜脉，不幸为盲。

刺头中脑户，入脑立死。

刺舌下中脉太过，血出不止为喑。

刺足下布络中脉，血不出为肿。

刺郄中大脉，令人仆脱色。

刺气街中脉，血不出，为肿鼠仆。

刺脊间中髓为伛。

刺乳上，中乳房，为肿根蚀。

刺缺盆中内陷气泄，令人喘咳逆。

刺手鱼腹内陷为肿。

无刺大醉，令人气乱；无刺大怒，令人气逆；无刺大劳人；无刺新饱人；无刺大饥人；无刺大渴人；无刺大惊人。

刺阴股中大脉，血出不止，死。

刺客主人内陷中脉，为内漏为聋。

刺膝膑出液为跛。

刺臂太阴脉，出血多，立死。

刺足少阴脉，重虚出血，为舌难以言。

刺膺中陷中，肺为喘逆仰息。

刺肘中内陷气归之，为之不屈伸。

刺阴股下三寸内陷，令人遗溺。

刺腋下胁间内陷，令人咳。

刺少腹中膀胱溺出，令人少腹满。

刺胫肠内陷，为肿。

刺眶上陷骨中脉，为漏为盲。

刺关节中液出，不得屈伸。

皮部论篇第五十六

本节内容主要论述了三阴、三阳经脉在皮肤上的分布。具体内容
是，十二经脉在皮部分属的部位、名称，及如何从皮部络脉颜色的变
化诊断疾病。此外还指出外邪侵袭人体，会形成由表向里的传变次序。

黄帝问曰：余闻皮有分部，脉有经纪，筋有结络，骨有度量，其
所生病各异。别其分部，左右上下，阴阳所在，病之始终，愿闻其道。

岐伯对曰：欲知皮部以经脉为纪者，诸经皆然。

阳明之阳，名曰害蜚，上下同法，视其部中有浮络者，皆阳明之
络也。其色多青则痛，多黑则痹，黄赤则热，多白则寒，五色皆见，
则寒热也。络盛则入客于经。阳主外，阴主内。

少阳之阳，名曰枢持。上下同法，视其部中，有浮络者，皆少阳
之络也。络盛则入客于经，故在阳者主内，在阴者主出，以渗于内，
诸经皆然。

太阳之阳，名曰关枢。上下同法，视其部中，有浮络者，皆太阳
之络也。络盛则入客于经。

少阴之阴，名曰枢儒。上下同法，视其部中，有浮络者，皆少阴
之络也。络盛则入客于经，其入经也，从阳部注于经，其出者，从阴
内注于骨。

心主之阴，名曰害肩，上下同法，视其部中，有浮络者，皆心主之络也。络盛则入客于经。

太阴之阴，名曰关蛰。上下同法，视其部中，有浮络者，皆太阴之络也。络盛则入客于经。

凡十二经络脉者，皮之部也。

是故百病之始生也，必先于皮毛。邪中之，则腠理开，开则入客于络脉，留而不去，传入于经，留而不去，传入于腑，廪于肠胃。

邪之始入于皮也，泝然起毫毛，开腠理，其入于络也，则络脉盛色变；其入客于经也，则感虚，乃陷下，其留于筋骨之间。寒多则筋挛骨痛；热多则筋弛骨消，肉烁䐃破毛直而败。

帝曰：夫子言皮之十二部，其生病皆何如。

岐伯曰：皮者，脉之部也。邪客于皮，则腠理开，开则邪入客于络脉，络脉满，则注于经脉，经脉满，则入舍于腑脏也。故皮者有分部不与而生大病也。

帝曰：善。

气穴论篇第五十八

气穴论讲的就是人体穴位的功效。取名"气穴"是因为穴位属静态，而气穴则是动态。

黄帝问曰：余闻气穴三百六十五以应一岁，未知其所，愿卒闻之。

岐伯稽首再拜对曰：窘乎哉问也？其非精帝，孰能穷其道焉，因请溢意尽言其处。

帝捧手逡巡而却曰：夫子之开余道也，目未见其处，耳未闻其数，而目已明，耳以聪矣。

岐伯曰：此所谓精人易语，良马易御也。

帝曰：余非精人之易语也，世言真数开人意，今余所访问者真数，发蒙解惑，未足以论也。然余愿闻夫子溢志尽言其处，令解其意，请藏之金匮，不敢复出。

岐伯再拜而起曰：臣请言之，背与心相控而痛，所治天突与十椎及上纪。上纪者胃脘也，下纪者关元也。

背胸邪系阴阳左右如此，其病前后痛涩，胸胁痛而不得息，不得卧、上气、短气、偏痛、脉满起，斜出尻脉，络胸胁，支心贯膈，上肩加天突，斜下肩，交十椎下。

脏俞五十穴。腑俞七十二穴。热俞五十九穴。水俞五十七穴。头上五行，行五，五五二十五穴。中（月吕）两傍各五，凡十穴。大椎上两傍各一，凡二穴。目瞳子浮白二穴。两髀厌分中二穴。犊鼻二穴。耳中多所闻二穴。眉本二穴。完骨二穴。顶中央一穴。枕骨二穴。上关二穴。大迎二穴。下关二穴。天柱二穴。巨虚上下廉四穴。曲牙二穴。天突一穴。天府二穴。天牖二穴。扶突二穴。天窗二穴。肩解二穴。关元一穴。委阳二穴。肩贞二穴。喑门一穴。齐一穴。胸俞十二穴。背俞二穴。膺俞十二穴。分肉二穴。踝上横二穴。阴阳蹻四穴。水俞在诸分，热俞在气穴，寒热俞在两骸厌中二穴。大禁二十五在天府下五寸。凡三百六十五穴，针之所由行也。

帝曰：余已知气穴之处，游针之居，愿闻孙络溪谷，亦有所应乎？

岐伯曰：孙络三百六十五穴会，亦以应一岁，以溢奇邪，以通荣卫。荣卫稽留，卫散荣溢，气竭血着。外为发热，内为少气。疾泻无怠，以通荣卫，见而泻之，无问所会。

帝曰：善。愿闻溪谷之会也。

岐伯曰：肉之大会为谷，肉之小会为溪，肉分之间，溪谷之会。以行荣卫，以会大气。邪盛气壅，脉热肉败，荣卫不行，必将为脓，内销骨髓，外破大腘。留于节凑，必将为败。积寒留舍，荣卫不居，卷肉缩筋，肋肘不得伸。内为骨痹，外为不仁，命曰不足，大寒留于溪谷也。溪谷三百六十五穴会。亦应一岁。其小痹淫溢，循脉往来，微针所及，与法相同。

帝乃避左右而起，再拜曰：今日发蒙解惑，藏之金匮，不敢复出。乃藏之金兰之室，署曰气穴所在。岐伯曰：孙络之脉别经者，其血盛而当泻者，亦三百六十五脉，并注于络，传注十二络脉，非独十四络脉也，内解泻于中者十脉。

气交变大论篇第六十九

本节内容主要讨论了自然环境对人和万物的影响。以阴阳和五运之气的消长胜负关系以及德、化、政、令等五运正常功能和逆常变化，结合星辰详细作了说明。

黄帝问曰：五运更治，上应天期，阴阳往复，寒暑迎随，真邪相薄，内外分离，六经波荡，五气倾移，太过不及，专胜兼并，愿言其始，而有常名，可得闻乎？

岐伯稽首再拜对曰：昭乎哉问也！是明道也。此上帝所贵，先师传之，臣虽不敏，往闻其旨。

帝曰：余闻得其人不教，是谓失道，传非其人，慢泄天宝。余诚菲德，未足以受至道；然而众子哀其不终，愿夫子保于无穷，流于无极，余司其事，则而行之，奈何？

岐伯曰：请遂言之也。上经曰：夫道者，上知天文，下知地理，中知人事，可以长久，此之谓也。

帝曰：何谓也？岐伯曰：本气位也。位天者，天文也。地位者，地理也。通于人气之变化者，人事也。故太过者先天，不及者后天，所谓治化而人应之也。

帝曰：五运之化，太过何如？

岐伯曰：岁木太过，风气流行，脾土受邪。民病飧泄，食减体重，烦冤、肠鸣、腹支满，上应岁星。甚则忽忽善怒，眩冒巅疾，化气不政，生气独治，云物飞动，草木不宁，甚而摇落，反胁痛而吐甚，冲阳绝者，死不治，上应太白星。

岁火太过，炎暑流行，金肺受邪。民病疟，少气、咳喘、血溢、血泄、注下、溢燥、耳聋、中热、肩背热，上应荧惑星。甚则胸中痛，胁支满，胁痛、膺背肩胛间痛，两臂内痛，身热骨痛而为浸淫。收气不行，长气独明，雨水霜寒，上应辰星。上临少阴少阳，火燔焫，水泉涸，物焦槁，病反谵妄狂越，咳喘息鸣，下甚，血溢泄不已，太渊绝者，死不治，上应荧惑星。

岁土太过，雨湿流行，肾水受邪。民病腹痛，清厥、意不乐、体重烦冤、上应镇星。甚则肌肉痿，足痿不收行，善瘛，脚下痛、饮发中满、食减、四肢不举。变生得位，藏气伏化，气独治之，泉涌河衍，涸泽生鱼，风雨大至，土崩溃，鳞见于陆，病腹满溏泄，肠鸣，反下甚，而太溪绝者，死不治。上应岁星。

岁金太过，燥气流行，肝木受邪。民病两胁下，少腹痛，目赤痛、眦疡、耳无所闻。肃杀而甚，则体重烦冤，胸痛引背，两胁满且痛引少腹，上应太白星。甚则喘咳逆气，肩背痛；尻阴股膝髀腨（骨行）足皆病，上应荧惑星。收气峻，生气下，草木敛，苍干雕陨，病反暴痛，胠胁不可反侧，咳逆甚而血溢，太冲绝者，死不治。上应太白星。

岁水太过，寒气流行，邪害心火。民病身热烦心，躁悸、阴厥、上下中寒、谵妄心痛、寒气早至，上应辰星。甚则腹大胫肿，喘咳寝汗出，憎风，大雨至，埃雾朦郁，上应镇星。上临太阳，雨冰雪霜不时降，湿气变物，病反腹满肠鸣溏泄，食不化，渴而妄冒，神门绝者，死不治，上应荧惑辰星。

帝曰：善。其不及何如？

岐伯曰：悉乎哉问也！岁木不及，燥乃大行，生气失应，草木晚荣，肃杀而甚，则刚木辟者，悉萎苍干，上应太白星。民病中清，胠胁痛，少腹痛，肠鸣、溏泄。凉雨时至，上应太白星，其谷苍。上临阳明，生气失政，草木再荣，化气乃急，上应太白镇星，其主苍早。复则炎暑流火，湿性燥，柔脆草木焦槁，下体再生，华实齐化，病寒热疮疡痱胗痈痤，上应荧惑太白，其谷白坚。白露早降，收杀气行，寒雨害物，虫食甘黄，脾土受邪，赤气后化，心气晚治，上胜肺金，白气乃屈，其谷不成，咳而鼽，上应荧惑太白星。

岁火不及，寒乃大行，长政不用，物荣而下。凝惨而甚，则阳气不化，乃折荣美，上应辰星。民病胸中痛、胁支满，两胁痛，膺背肩胛间及两臂内痛，郁冒蒙昧，心痛暴暗，胸复大，胁下与腰背相引而痛，甚则屈不能伸，髋髀如别，上应荧惑辰星，其谷丹。复则埃郁，大雨且至，黑气乃辱，病鹜溏腹满食饮不下寒中，肠鸣泄注，腹痛暴挛痿痹，足不任身，上应镇星辰星，玄谷不成。

岁土不及，风乃大行，化气不令，草木茂荣。飘扬而甚，秀而不实，上应岁星。民病飧泄霍乱，体重腹痛，筋骨繇复，肌肉酸，善怒，脏气举事，蛰虫早附，咸病寒中，上应岁星镇星，其谷龄。复则收政严峻，名木苍雕，胸胁暴痛，下引少腹，善太息，虫食甘黄，气客于脾，龄谷乃减，民食少失味，苍谷乃损，上应太白岁星。上临厥阴，流水不冰，蛰虫来见，脏气不用，白乃不复，上应岁星，民乃康。

岁金不及，炎火乃行，生气乃用，长气专胜，庶物以茂，燥烁以行，上应荧惑星。民病肩背瞀重，鼽嚏、血便注下，收气乃后，上应太白星，其谷坚芒。复则寒雨暴至乃零，冰雹霜雪杀物，阴厥且格，阳反上行，头脑户痛，延及囟顶，发热，上应辰星，丹谷不成，民病口疮，甚则心痛。

岁水不及，湿乃大行，长气反用，其化乃速，暑雨数至，上应镇星。民病腹满，身重濡泄，寒疡流水，腰股痛发，腘腨股膝不便，烦冤、足痿清厥，脚下痛，甚则胕肿，藏气不政，肾气不衡，上应辰星，其谷秬。上临太阴，则大寒数举，蛰虫早藏，地积坚冰，阳光不治，民病寒疾于下，甚则腹满浮肿，上应镇星，其主黅谷。复则大风暴发，草偃木零，生长不鲜，面色时变，筋骨并辟，肉𥉂瘈，目视（𥉠𥉠），物疏璺，肌肉胗发，气并膈中，痛于心腹，黄气乃损，其谷不登，上应岁星。

帝曰：善。愿闻其时也。

岐伯曰：悉哉问也？木不及，春有鸣条律畅之化，则秋有雾露清凉之政。春有惨凄残贼之胜，则夏有炎暑燔烁之复。其眚东，其脏肝，其病内舍胠胁，外在关节。

火不及，夏有炳明光显之化，则冬有严肃霜寒之政。夏有惨凄凝冽之胜，则不时有埃昏大雨之复。其眚南，其脏心，其病内舍膺胁，外在经络。

土不及，四维有埃云润泽之化，则春有鸣条鼓拆之政。四维发振拉飘腾之变，则秋有肃杀霖霪之复。其眚四维，其脏脾，其病内舍心腹，外在肌肉四肢。

金不及，夏有光显郁蒸之令，则冬有严凝整肃之应，夏有炎烁燔燎之变，则秋有冰雹霜雪之复。其眚西，其脏肺，其病内舍膺胁肩背，外在皮毛。

水不及，四维有湍润埃云之化，则不时有和风生发之应。四维发埃昏骤注之变，则不时有飘荡振拉之复。其眚北，其脏肾，其病内舍腰脊骨髓，外在溪谷踹膝。

夫五运之政，犹权衡也，高者抑之，下者举之，化者应之，变者复之，此生长化成收藏之理，气之常也，失常则天地四塞矣。故曰天

221

地之动静，神明为之纪，阴阳之往复，寒暑彰其兆，此之谓也。

帝曰：夫子之言五气之变，四时之应，可谓悉矣，夫气之动乱，触遇而作，发无常会，卒然灾合，何以期之？

岐伯曰：天气之动变，固不常在，而德化政令灾变，不同其候也。

帝曰：何谓也？岐伯曰：东方生风，风生木，其德敷和，其化生荣，其政舒启，其令风，其变振发，其灾散落。

南方生热，热生火，其德彰显，其化蕃茂，其政明耀，其令热，其变销烁，其灾燔炳。

中央生湿，湿生土，其德溽蒸，其化丰备，其政安静，其令湿，其变骤注，其灾霖溃。

西方生燥，燥生金，其德清洁，其化紧敛，其政劲切，其令燥，其变肃杀，其灾苍陨。

北方生寒，寒生水，其德凄沧，其化清谧，其政凝肃，其令寒，其变栗冽，其灾冰雪霜雹。

是以察其动色，有德，有化、有政、有令、有变、有灾，而物由之，而人应之也。

帝曰：夫子之言岁候不及，其太过而上应五星，今夫德化政令灾眚变易非常而有也，卒然而动，其亦为之变乎？

岐伯曰：承天而行之，故无妄动，无不应也。卒然而动者，气之交变也，其不应焉。故曰应常不应卒，此之谓也。

黄帝曰：其应奈何？

岐伯曰：各从其气化也。

黄帝曰：其行之徐疾逆顺何如？

岐伯曰：以道留久，逆守而小，是谓省下。

以道而去，去而速来，曲而过之，是谓省遗过也。久留而环，或离或附，是谓议灾，与其德也。应近则小，应远则大。芒而大，倍常

222

之一，其化甚，大常之二，其眚即也；小常之一，其化减；小常之二，是谓临视，省下之过与其德也，德者福之，过者伐之。

是以象之见也，高而远则小，下而近则大，故大则喜怒迩，小则祸福远。岁运太过，则运星北越。运气相得，则各行以道。故岁运太过，畏星失色，而兼其母；不及则色兼其所不胜。肖者瞿瞿，莫知其妙，闵闵之当，孰者为良，妄行无征，示畏侯王。

帝曰：其灾应何如？

岐伯曰：亦各从其化也，故时至有盛衰，凌犯有逆顺，留守有多少，形见有善恶，宿属有胜负，征应有吉凶矣。

帝曰：其善恶何谓也？

岐伯曰：有喜有怒，有忧有丧，有泽有燥，此象之常也，必谨察之。

帝曰：六者高下异乎？

岐伯曰：象见高下，其应一也，故人亦应之。

帝曰：善。其德化政令之动静损益皆何如？

岐伯曰：夫德化政令灾变，不能相加也；胜负盛衰，不能相多也；往来小大，不能相过也；用之升降，不能相无也；各从其动而复之耳。

帝曰：其病生何如？

岐伯曰：德化者，气之祥；政令者，气之章；变易者，复之纪；灾眚者，伤之始；气相胜者和，不相胜者病；重感于邪则甚也。

帝曰：善。所谓精光之论，大圣之业，宣明大道，通于无穷，究于无极也。余闻之善言天者，必应于人，善言古者，必验于今，善言气者，必彰于物，善言应者，同天地之化，善言化言变者，通神明之理，非夫子孰能言至道欤。乃择良兆而藏之灵室，每旦读之，命曰气交变，非斋戒不敢发，慎传也。

阴阳类论篇第七十九

本节内容讨论了三阴三阳的含义和功用，以及它们相互间的关系和病状、脉象等，此外还论述了疾病的预后与四时阴阳的关系。

孟春始至，黄帝燕坐临观八极，正八风之气，而问雷公曰：阴阳之类，经脉之道，五中所主，何脏最贵。雷公对曰：春甲乙青，中主肝，治七十二日，是脉之主时，臣以其脏最贵。

帝曰：却念上下经，阴阳从容，子所言贵，最其下也。

雷公至斋七日，旦复侍坐。帝曰：三阳为经，二阳为维，一阳为游部，此知五脏终始。三阳为表，二阴为里，一阴至绝，作朔晦，却具合以正其理。

雷公曰：受业未能明？帝曰：所谓三阳者，太阳为经。三阳脉至手太阴，弦浮而不沈，决以度，察以心，合之阴阳之论。所谓二阳者阳明也，至手太阴，弦而沈急不鼓，炅至以病皆死。一阳者少阳也，至手太阴上连人迎，弦急悬不绝，此少阳之病也，专阴则死。

三阴者，六经之所主也。交于太阴、伏鼓不浮，上空志心。二阴至肺，其气归膀胱，外连脾胃。一阴独至，经绝气浮，不鼓，钩而滑。此六脉者，乍阴乍阳，交属相并，缪通五脏，合于阴阳。先至为主，后至为客。

雷公曰：臣悉尽意，受传经脉，颂得从容之道以合从容，不知阴阳，不知雌雄？帝曰：三阳为父，二阳为卫，一阳为纪；三阴为母，二阴为雌，一阴为独使。

二阳一阴，阳明主病，不胜一阴，软而动，九窍皆沈。

三阳一阴，太阳脉胜，一阴不为止，内乱五脏，外为惊骇。

二阴二阳病在肺，少阴脉沈，胜肺伤脾，外伤四支。

二阴二阳皆交至，病在肾，骂詈妄行，巅疾为狂。

二阴一阳，病出于肾。阴气客游于心脘，下空窍堤，闭塞不通，四肢别离。

一阴一阳代绝，此阴气至心，上下无常，出入不知，喉咽干燥，病在土脾。

二阳三阴，至阴皆在，阴不过阳，阳气不能止阴，阴阳并绝，浮为血瘕，沈为脓胕。阴阳皆壮，下至阴阳，上合昭昭，下合冥冥，诊决死生之期，遂含岁首。

雷公曰：请问短期，黄帝不应。雷公复问，黄帝曰：在经论中。雷公曰：请问短期？黄帝曰：冬三月之病，病合于阳者，至春正月，脉有死证，皆归出春。

冬三月之病，在理已尽，草与柳叶皆杀，春阴阳皆，绝期在孟春。

春三月之病曰阳杀，阴阳皆绝，期在草干。

夏三月之病，至阴不过十日，阴阳交，期在溓水。

秋三月之病，三阳俱起，不治自己。阴阳交合者，立不能坐，坐不能起。三阳独至，期在石水。二阴独至，期在盛水。

方盛衰论篇第八十

本节从年老年少、四时季节等方面讨论了人体阴阳之气的盛衰、逆从现象，依据五行理论，阐述了五脏气虚产生的梦境，又从诊有"十度"谈到诊断必须全面掌握病情，综合分析。

雷公请问气之多少，何者为逆，何者为从？

黄帝答曰：阳从左，阴从右，老从上，少从下，是以春夏归阳为生，归秋冬为死，反之则归秋冬为生，是以气多少，逆皆为厥。

问曰：有余者厥耶？

答曰：一上不下，寒厥到膝，少者秋冬死，老者秋冬生，气上不下，头痛巅疾，求阳不得，求阴不审，五部隔无征，若居旷野，若伏空室，绵绵乎属，不满日。

是以少气之厥，令人妄梦，其极至迷。三阳绝，三阴微，是为少气。

是以肺气虚则使人梦见白物，见人斩血借借。得其时则梦见兵战。

胃气虚，则使人梦见舟船溺人，得其时则梦伏水中，若有畏恐。

肝气虚，则梦见兰香生草，得其时则梦伏树下不敢起。

心气虚，则梦救火阳物，得其时则梦燔灼。

脾气虚，则梦饮食不足，得其时则梦筑垣盖屋。

此皆五脏气虚，阳气有余，阴气不足，合之五诊，调之阴阳，以在经脉。

诊有十度，度人、脉度、脏度、肉度、筋度、俞度。阴阳气尽，人病自具。脉动无常，散阴颇阳，脉脱不具，于无常行，诊必上下，度民君卿，受师不卒，使术不明，不察逆从，是为妄行，持雌失雄，弃阴附阳，不知并合，诊故不明，传之后世，反论自章。

至阴虚，天气绝；至阳盛，地气不足。阴阳并交，至人之所行。阴阳并交者，阳气先至，阴气后至。

是以经人持诊之道，先后阴阳而持之，奇恒之势，乃六十首，诊合微之事，追阴阳之变，章五中之情，其中之论，圣虚实之要，定五度之事，知此乃足以诊。

是以切阴不得阳，诊消亡；得阳不得阴，守学不湛。知左不知右，知右不知左，知上不知下，知先不知后，故治不久。知丑知善，知病知不病，知高知下，知坐知起，知行知止，用之有纪，诊道乃具，万世不殆。

起所有余，知所不足，度事上下，脉事因格。是以形弱气虚死，形气有余，脉气不足死；脉气有余，形气不足生。

是以诊有大方，坐起有常，出入有行，以转神明，必清必净，上观下观，司八正邪，别五中部，按脉动静，循尺滑涩寒温之意，视其大小，合之病能，逆从以得，复知病名，诊可十全，不失人情，故诊之或视息视意，故不失条理，道甚明察，故能长久。不知此道，失经绝理，亡言妄期，此谓失道。

灵枢（节选）

本输第二

本节详细叙述了五脏六腑十二经脉在肘膝关节以下的重要腧穴，包括各经井、荥、输、原、经、合穴的名称与部位，指明颈项间八穴，是手足三阳经与任、督脉上行头面所必经之处。又综合论述了脏腑相合的关系及六腑的功能。

黄帝问于岐伯曰：凡刺之道，必通十二经络之所终始，络脉之所别处，五俞之所留，六腑之所与合，四时之所出入，五脏之所溜处，阔数之度，浅深之状，高下所至。愿闻其解。

岐伯曰：请言其次也。肺出于少商，少商者，手大指端内侧也，为井木；溜于鱼际，鱼际者，手鱼也，为荥；注于太渊，太渊鱼后一寸陷者中也，为俞；行于经渠，经渠寸口中也，动而不居为经；入于尺泽，尺泽肘中之动脉也，为合。手太阴经也。

心出于中冲，中冲，手中指之端也，为井木；流于劳宫，劳宫掌中中指本节之内间也，为荥；注于大陵，大陵掌后两骨之间方下者也，为俞；行于间使，间使之道，两筋之间，三寸之中也，有过则至，无过则止，为经；入于曲泽，曲泽，肘内廉下陷者之中也，屈而得之，为合。手少阴也。

肝出于大敦，大敦者，足大趾之端，及三毛之中也，为井木；溜于行间，行间足大趾间也，为荥；注于太冲，太冲行间上二寸陷者之中也，为俞；行于中封，中封内踝之前一寸半，陷者之中，使逆则宛，使和则通，摇足而得之，为经；入于曲泉，曲泉辅骨之下，大筋之上也，屈膝而得之，为合。足厥阴也。

脾出于隐白，隐白者，足大趾之端内侧也，为井木；溜于大都，大都本节之后下陷者之中也，为荥；注于太白，太白腕骨之下也，为俞；行于商丘，商丘内踝之下陷者之中也，为经；入于阴之陵泉，阴之陵泉，辅骨之下陷者之中也，伸而得之，为合。足太阴也。

肾出于涌泉，涌泉者足心也，为井木；溜于然谷，然谷，然骨之下者也，为荥；注于太溪，太溪内踝之后跟骨之上陷中者也，为俞；行于复溜，复溜，上内踝二寸，动而不休，为经；入于阴谷，阴谷，辅骨之后，大筋之下，小筋之上也，按之应手，屈膝而得之，为合。足少阴经也。

膀胱出于至阴，至阴者，足小趾之端也，为井金；溜于通谷，通谷，本节之前外侧也，为荥；注于束骨，束骨，本节之后陷者中也，为俞；过于京骨，京骨，足外侧大骨之下，为原；行于昆仑，昆仑，在外踝之后，跟骨之上，为经；入于委中，委中，腘中央，为合，委而取之。足太阳也。

胆出于窍阴，窍阴者，足小趾次趾之端也，为井金；溜于侠溪，侠溪，足小趾次趾之间也，为荥；注于临泣，临泣，上行一寸半，陷者中也，为俞；过于丘墟，丘墟，外踝之前下陷者中也，为原。行于阳辅，阳辅外踝之上辅骨之前及绝骨之端也，为经；入于阳之陵泉，阳之陵泉，在膝外陷者中也，为合，伸而得之。足少阳也。

胃出于厉兑，厉兑者，足大趾内次趾之端也，为井金；溜于内庭，内庭，次趾外间也，为荥；注于陷谷，陷谷者，上中指内间上行二寸陷者中也，为俞；过于冲阳，冲阳，足跗上五寸陷者中也，为原，摇足而得之；行于解溪，解溪，上冲阳一寸半陷者中也，为经；入于下陵，下陵，膝下三寸胻骨外三里也，为合；复下三里三寸，为巨虚上廉，复下上廉三寸，为巨虚下廉也；大肠属上，小肠属下，足阳明胃脉也。大肠小肠，皆属于胃，是足阳明也。

三焦者，上合手少阳，出于关冲，关冲者，手小指次指之端也，为井金；溜于液门，液门，小指次指之间也，为荥；注于中渚，中渚，本节之后陷者中也，为俞；过于阳池，阳池，在腕上陷者之中也，为原；行于支沟，支沟，上腕三寸两骨之间陷者中也，为经；入于天井，天井，在肘外大骨之上陷者中也，为合，屈肘而得之；三焦下腧在于足大趾之前，少阳之后，出于腘中外廉，名曰委阳，是太阳络也，手少阳经也。三焦者，足少阳太阴之所将，太阳之别也，上踝五寸，别入贯腨肠，出于委阳，并太阳之正，入络膀胱，约下焦，实则闭癃，虚则遗溺，遗溺则补之，闭癃则泻之。

手太阳小肠者，上合手太阳，出于少泽，少泽，小指之端也，为井金；溜于前谷，前谷，在手外廉本节前陷者中也，为荥；注于后溪，后溪者，在手外侧本节之后也，为俞；过于腕骨，腕骨，在手外侧腕骨之前，为原；行于阳谷，阳谷，在锐骨之下陷者中也，为经；入于小海，小海，在肘内大骨之外，去端半寸，陷者中也，伸臂而得之，为合。手太阳经也。

大肠上合手阳明，出于商阳，商阳，大指次指之端也，为井金；溜于本节之前二间，为荥；注于本节之后三间，为俞；过于合谷，合谷，在大指岐骨之间，为原；行于阳溪，阳溪，在两筋间陷者中也，为经；入于曲池，在肘外辅骨陷者中，屈臂而得之，为合。手阳明也。

是谓五脏六腑之俞，五五二十五俞，六六三十六俞也。六腑皆出足之三阳，上合于手者也。

缺盆之中，任脉也，名曰天突。一次，任脉侧之动脉足阳明也，名曰人迎；二次脉，手阳明也，名曰扶突；三次脉，手太阳也，名曰天窗；四次脉，足少阳也，名曰天容；五次脉，手少阳也，名曰天牖；六次脉，足太阳也，名曰天柱；七次脉，颈中央之脉，督脉也，名曰风府。腋内动脉手太阴也，名曰天府。腋下三寸手心主也，名曰天池。

刺上关者，呿不能欠。刺下关者，欠不能呿。刺犊鼻者，屈不能伸。刺两关者，伸不能屈。

足阳明，侠喉之动脉也，其俞在膺中。手阳明，次在其俞外，不至曲颊一寸。手太阳当曲颊。足少阳在耳下曲颊之后。手少阳出耳后上加完骨之上。足太阳侠项大筋之中，发际。

阴尺动脉，在五里，五俞之禁也。

肺合大肠，大肠者，传道之腑。心合小肠，小肠者，受盛之腑。肝合胆，胆者中精之腑。脾合胃，胃者五谷之腑。肾合膀胱，膀胱者津液之腑也。少阳属肾，肾上连肺，故将两脏。三焦者，中渎之腑也，水道出焉，属膀胱，是孤之腑也，是六腑之所与合者。

春取络脉诸荥大经分肉之间，甚者深取之，间者浅取之。夏取诸俞孙络肌肉皮肤之上。秋取诸合，余如春法。冬取诸井诸俞之分，欲深而留。此四时之序，气之所处，病之所舍，脏之所宜。转筋者，立而取之，可令遂已。痿厥者，张而刺之，可令立快也。

邪气藏府病形第四

本节详细讨论了不同邪气侵袭人体时所伤及的不同部位以及中阴中阳的区别，列举了邪气中人的相关原因，阐述了察色、诊脉和察尺肤等在诊断上的意义及重要性。因本节重点论述邪气中人的原因及五脏六腑因邪气受伤时出现的病形，所以称为"邪气脏腑病形"。

黄帝问于岐伯曰：邪气之中人也奈何？

岐伯答曰：邪气之中人高也。

黄帝曰：高下有度乎？

岐伯曰：身半以上者，邪中之也。身半已下者，湿中之也。故曰：邪之中人也。无有常，中于阴则溜于腑，中于阳则溜于经。

黄帝曰：阴之与阳也，异名同类，上下相会，经络之相贯，如环无端。邪之中人，或中于阴，或中于阳，上下左右，无有恒常，其故何也？

岐伯曰：诸阳之会，皆在于面。中人也，方乘虚时及新用力，若饮食汗出，腠理开而中于邪。中于面，则下阳明。中于项，则下太阳。中于颊，则下少阳。其中于膺背两胁，亦中其经。

黄帝曰：其中于阴，奈何？

岐伯答曰：中于阴者，常从臂胻始。夫臂与胻，其阴皮薄，其肉淖泽，故俱受于风，独伤其阴。

黄帝曰：此故伤其藏乎？

岐伯答曰：身之中于风也，不必动藏。故邪入于阴经，则其藏气实，邪气入而不能客，故还之于腑。故中阳则溜于经，中阴则溜于府。

黄帝曰：邪之中人脏奈何？

岐伯曰：愁忧恐惧则伤心。形寒寒饮则伤肺，以其两寒相感，中外皆伤，故气逆而上行。有所堕坠，恶血留内；若有所大怒，气上而不下，积于胁下，则伤肝。有所击仆，若醉入房，汗出当风，则伤脾。有所用力举重，若入房过度，汗出浴水，则伤肾。

黄帝曰：五脏之中风，奈何？

岐伯曰：阴阳俱感，邪乃得往。

231

黄帝曰：善哉。

黄帝问于岐伯曰：首面与身形也，属骨连筋，同血合于气耳。天寒则裂地凌冰，其卒寒，或手足懈惰，然而其面不衣，何也？岐伯答曰：十二经脉，三百六十五络，其血气皆上于面而走空窍。其精阳气上走于目而为睛。其别气走于耳而为听。其宗气上出于鼻而为臭。其浊气出于胃，走唇舌而为味。其气之津液，皆上熏于面，而皮又厚，其肉坚，故天气甚寒，不能胜之也。

黄帝曰：邪之中人，其病形何如？

岐伯曰：虚邪之中身也，洒淅动形。正邪之中人也，微，先见于色，不知于身，若有若无，若亡若存，有形无形，莫知其情。黄帝曰：善哉。

黄帝问于岐伯曰：余闻之，见其色，知其病，命曰明。按其脉，知其病，命曰神。问其病，知其处，命曰工。余愿闻见而知之，按而得之，问而极之，为之奈何？

岐伯答曰：夫色脉与尺之相应也，如桴鼓影响之相应也，不得相失也，此亦本末根叶之出候也，故根死则叶枯矣。色脉形肉，不得相失也。故知一则为工，知二则为神，知三则神且明矣。

黄帝曰：愿卒闻之。岐伯答曰：色青者，其脉弦也，赤者，其脉钩也，黄者，其脉代也，白者，其脉毛，黑者，其脉石。见其色而不得其脉，反得其相胜之脉，则死矣；得其相生之脉，则病已矣。

黄帝问于岐伯曰：五脏之所生，变化之病形何如？

岐伯答曰：先定其五色五脉之应，其病乃可别也。

黄帝曰：色脉已定，别之奈何？

岐伯说：调其脉之缓、急、小、大、滑、涩，而病变定矣。

黄帝曰：调之奈何？

岐伯答曰：脉急者，尺之皮肤亦急；脉缓者，尺之肤亦缓；脉小

232

者，尺之皮肤亦减而少气；脉大者，尺之皮肤亦贲而起；脉滑者，尺之皮肤亦滑；脉涩者，尺之皮肤亦涩。凡此变者，有微有甚。故善调尺者，不待于寸，善调脉者，不待于色。能参合而行之者，可以为上工，上工十全九。行二者，为中工，中工十全七。行一者，为下工，下工十全六。

黄帝曰：请问脉之缓、急，小、大，滑、涩之病形何如？

岐伯曰：臣请言五藏之病变也。心脉急甚者为瘛疭；征急，为心痛引背，食不下。缓甚，为狂笑；微缓，为伏梁，在心下，上下行，时唾血。大甚，为喉吤；微大，为心痹引背，善泪出。小甚为善哕；微小为消瘅。滑甚为善渴；微滑为心疝，引脐，小腹鸣。涩为为瘖；微涩为血溢，维厥耳鸣，颠疾。

肺脉急甚，为癫疾；微急，为肺寒热，怠惰，咳唾血，引腰背胸，若鼻息肉不通。缓甚，为多汗；微缓，为痿，瘘，偏风，头以下汗出不可止。大甚，为胫肿；微大，为肺痹，引胸背，起恶见日光。小甚，为泄；微小，为消瘅。滑甚，为息贲上气；微滑，为上下出血。涩甚，为呕血；微涩，为鼠，在颈支腋之间，下不胜其上，其应善酸矣。

肝脉急甚者为恶言；微急为肥气在胁下，若复杯。缓甚为善呕，微缓为水瘕痹也。大甚为内痈，善呕衄；微大为肝痹，阴缩，咳引小腹。小甚为多饮；微小为消瘅。滑甚为（疒贵）疝；微滑为遗溺。涩甚为溢饮；微涩为瘛挛筋痹。

脾脉急甚为瘛疭；微急为膈中，食饮入而还出，后沃沫。缓甚为痿厥；微缓为风痿，四肢不用，心慧然若无病。大甚为击仆；微大为疝气，腹里大脓血在肠胃之外。小甚为寒热；微小为消瘅。滑甚为（疒贵）癃；微滑为虫毒蛕蝎腹热。涩甚为肠（疒贵）；微涩为内（疒贵），多下脓血。

肾脉急甚为骨癫疾；微急为沉厥奔豚，足不收，不得前后。缓甚

233

为折脊；微缓为洞，洞者，食不化，下嗌逐出。大甚为阴痿；微大为石水，起脐已下至小腹睡睡然，上至胃脘，死不治。小甚为洞泄；微小为消瘅。滑甚为癃（疒贵）；微滑为骨痿，坐不能起，起则目无所见。涩甚为大痈；微涩为不月，沉痔。

黄帝曰：病之六变者，刺之奈何？

岐伯曰：诸急者多寒；缓者多热；大者多气少血；小者血气皆少；滑者阳气盛，微有热；涩者多血、少气，微有寒。是故刺急者，深内而久留之；刺缓者，浅内而疾发针，以去其热；刺大者，微泻其气，无出其血；刺滑者，疾发针而浅内之，以泻其阳气而去其热；刺涩者，必中其脉，随其逆顺而久留之，必先按而循之，已发针，已按其疝，无令其血出，以和其脉；诸小者，阴阳形气俱不足，勿取以针而调以甘药也。

黄帝曰：余闻五脏六府之气，荥、俞所入为合，令何道从入，入安连过，愿闻其故。

岐伯答曰：此阳脉之别入于内，属于府者也。

黄帝曰：荥俞与合，各有名乎？

岐伯曰：荥俞治外经，合治内府。

黄帝曰：治内府奈何？

岐伯曰：取之于合。

黄帝曰：合各有名乎？

岐伯答曰：胃合于三里，大肠合入于巨虚上廉，小肠合入于巨虚下廉，三焦合入于委阳，膀胱合入于委中央，胆合入于阳陵泉。

黄帝曰：取之奈何？

岐伯答曰：取之三里者，低跗取之；巨虚者，举足取之；委阳者，屈伸而索之；委中者，屈而取之；阳陵泉者，正竖膝予之齐下，至委阳之阳取之；取诸外经者，揄申而从之。

黄帝曰：愿闻六府之病。

岐伯答曰：面热者足阳明病，鱼络血者手阳明病，两跗之上脉竖陷者，足阳明病，此胃脉也。

大肠病者，肠中切痛，而鸣濯濯。冬日重感于寒即泄，当脐而痛，不能久立，与胃同候，取巨虚上廉。

胃病者，腹（月真）胀，胃脘当心而痛，上肢两胁，膈咽不通，食饮不下，取之三里也。

小肠病者，小腹痛，腰脊控睾而痛，时窘之后，当耳前热，若寒甚，若独肩上热甚，及手小指次指之间热，若脉陷者，此其候也。手太阳病也，取之巨虚下廉。

三焦病者，腹气满，小腹尤坚，不得小便，窘急，溢则水留，即为胀。候在足太阳之外大络，大络在太阳少阳之间，亦见于脉，取委阳。

膀胱病者，小腹偏肿而痛，以手按之，即欲小便而不得，肩上热，若脉陷，及足小趾外廉及胫踝后皆热，若脉陷，取委中央。

胆病者，善太息，口苦，呕宿汁，心下淡淡，恐人将捕之，嗌中吤吤然数唾。在足少阳之本末，亦视其脉之陷下者灸之；其寒热者取阳陵泉。

黄帝曰：刺之有道乎？

岐伯答曰：刺此者，必中气穴，无中肉节。中气穴，则针游于巷；中肉节，即皮肤痛；补泻反，则病益笃。中筋则筋缓，邪气不出，与其真相搏乱而不去，反还内着。用针不审，以顺为逆也。

根结第五

"根"为根本、开始之意，即四肢末端的井穴；"结"则指结聚、归结，即头、胸、腹部。本节内容讲述了足三阴三阳的根与结。

235

岐伯曰：天地相感，寒暖相移，阴阳之道，孰少孰多，阴道偶，阳道奇。发于春夏，阴气少，阳气多，阴阳不调，何补何泻。发于秋冬，阳气少，阴气多；阴气盛而阳气衰，故茎叶枯槁，湿雨下归，阴阳相移，何泻何补。奇邪离经，不可胜数，不知根结，五脏六腑，折关败枢，开合而走，阴阳大失，不可复取。九针之玄，要在终始；故能知终始，一言而毕，不知终始，针道咸绝。

太阳根于至阴，结于命门。命门者，目也。阳明根于厉兑，结于颡大。颡大者，钳耳也。少阳根于窍阴，结于窗笼。窗笼者，耳中也。太阳为开，阳明为合，少阳为枢，故开折，则肉节渎而暴病起矣。故暴病者，取之太阳，视有余不足。渎者，皮肉宛膲而弱也。合折，则气无所止息而痿疾起矣。故痿疾者，取之阳明，视有余不足。无所止息者，真气稽留，邪气居之也。枢折，即骨繇而不安于地。故骨繇者，取之少阳，视有余不足。骨繇者，节缓而不收也。所谓骨繇者，摇故也。当窍其本也。

太阴根于隐白，结于太仓。少阴根于涌泉，结于廉泉。厥阴根于大敦，结于玉英，络于膻中。太阴为合，少阳为枢。故开折，则仓廪无所输，膈洞。膈洞者，取之太阴，视有余不足，故开折者，气不足而生病也。合折，即气绝而喜悲。悲者取之厥阴，视有余不足。枢折，则脉有所结而不通。不通者，取之少阴，视有余不足，有结者，皆取之不足。

足太阳根于至阴，溜于京骨，注于昆仑，入于天柱、飞扬也。足少阳根于窍阴，溜于丘墟，注于阳辅，入于天容、光明也。足阳明根于厉兑，溜于冲阳，注于下陵，入于人迎、丰隆也。手太阳根于少泽，溜于阳谷，注于小海，入于天窗、支正也。少阳根于关冲，溜于阳池，注于支沟，入于天牖、外关也。手阳明根于商阳，溜于合谷，注于阳溪，入于扶突、偏历也。此所谓十二经者，盛络皆当取之。

236

一日一夜五十营，以营五脏之精，不应数者，名曰狂生。所谓五十营者，五脏皆受气，持其脉口，数其至也。五十动而不一代者，五脏皆受气。四十动一代者，一脏无气。三十动一代者，二脏无气。二十动一代者，三脏无气。十动一代者，四脏无气。不满十动一代者，五脏无气。予之短期，要在终始。所谓五十动而不一代者，以为常也。以知五脏之期，予之短期者，乍数乍疏也。

黄帝曰：逆顺五体者，言人骨节之大小，肉之坚脆，皮之厚薄，血之清浊，气之滑涩，脉之长短，血之多少，经络之数，余已知之矣，此皆布衣匹夫之士也。夫王公大人，血食之君，身体柔脆，肌肉软弱，血气慓悍滑利，其刺之徐疾浅深多少，可得同之乎。

岐伯答曰：膏粱菽藿之味，何可同也？气滑即出疾，其气涩则出迟，气悍则针小而入浅，气涩则针大而入深，深则欲留，浅则欲疾。以此观之，刺布衣者，深以留之，刺大人者，微以徐之，此皆因气慓悍滑利也。

黄帝曰：形气之逆顺奈何？

岐伯曰：形气不足，病气有余，是邪胜也，急泻之；形气有余，病气不足，急补之；形气不足，病气不足，此阴阳气俱不足也，不可刺之，刺之则重不足。重不足则阴阳俱竭，血气皆尽，五脏空虚，筋骨髓枯，老者绝灭，壮者不复矣。形气有余，病气有余，此谓阴阳俱有余也。急泻其邪，调其虚实。故曰：有余者泻之，不足者补之，此之谓也。

故曰：刺不知逆顺，真邪相搏。满而补之，则阴阳四溢，肠胃充郭，肝肺内（月真），阴阳相错。虚而泻之，则经脉空虚，血气竭枯，肠胃（亻耳耳耳）辟，皮肤薄着，毛腠夭膲，予之死期。

故曰：用针之要，在于知调阴与阳。调阴与阳，精气乃光，合形与气，使神内藏。故曰：上工平气，中工乱脉，下工绝气危生。故曰：

下工不可不慎也，必审五藏变化之病，五脉之应，经络之实虚，皮之柔麤，而后取之也。

本神第八

本节内容以论神为主，篇首以"凡刺之法，先必本于神"破题直入，因此以"本神"命名。

黄帝问于岐伯曰：凡刺之法，先必本于神。血、脉、营、气、精神，此五脏之所藏也。至其淫泆离脏则精失、魂魄飞扬、志意恍乱、智虑去身者，何因而然乎？天之罪与？人之过乎？何谓德、气、生、精、神、魂、魄、心、意、志、思、智、虑？请问其故。

岐伯答曰：天之在我者德也，地之在我者气也。德流气薄而生者也。故生之来谓之精；两精相搏谓之神；随神往来者谓之魂；并精而出入者谓之魄；所以任物者谓之心；心有所忆谓之意；意之所存谓之志；因志而存变谓之思；因思而远慕谓之虑；因虑而处物谓之智。

故智者之养生也，必顺四时而适寒暑，和喜怒而安居处，节阴阳而调刚柔。如是，则僻邪不至，长生久视。

是故怵惕思虑者则伤神，神伤则恐惧流淫而不止。因悲哀动中者，竭绝而失生。喜乐者，神惮散而不藏。愁忧者，气闭塞而不行。盛怒者，迷惑而不治。恐惧者，神荡惮而不收。

心，怵惕思虑则伤神，神伤则恐惧自失。破（月囷）脱肉，毛悴色夭死于冬。

脾，愁忧而不解则伤意，意伤则悗乱，四肢不举，毛悴色夭死于春。

肝，悲哀动中则伤魂，魂伤则狂忘不精，不精则不正，当人阴缩而挛筋，两胁骨不举，毛悴色夭死于秋。

238

肺，喜乐无极则伤魄，魄伤则狂，狂者意不存人，皮革焦，毛悴色夭死于夏。

肾，盛怒而不止则伤志，志伤则喜忘其前言，腰脊不可以俛仰屈伸，毛悴色夭死于季夏。

恐惧而不解则伤精，精伤则骨酸痿厥，精时自下。是故五脏主藏精者也，不可伤，伤则失守而阴虚；阴虚则无气，无气则死矣。

是故用针者，察观病人之态，以知精、神、魂、魄之存亡，得失之意，五者以伤，针不可以治之也。

肝藏血，血舍魂，肝气虚则恐，实则怒。

脾藏营，营舍意，脾气虚则四肢不用，五脏不安，实则腹胀经溲不利。

心藏脉，脉舍神，心气虚则悲，实则笑不休。

肺藏气，气舍魄，肺气虚，则鼻塞不利少气，实则喘喝胸盈仰息。

肾藏精，精舍志，肾气虚则厥，实则胀。五脏不安。必审五脏之病形，以知其气之虚实，谨而调之也。

经别第十一

"经别"也就是经脉之别络的意思，而本节内容其实是《经脉》所言"别络"的补充说明。

黄帝问于岐伯曰：余闻人之合于天地道也，内有五脏，以应五音、五色、五时、五味、五位也；外有六腑，以应六律。六律建阴阳诸经而合之十二月、十二辰、十二节、十二经水、十二时、十二经脉者，此五脏六腑之所以应天道。夫十二经脉者，人之所以生，病之所以成，人之所以治，病之所以起，学之所始，工之所止也。粗之所易，上之所难也。请问其离合，出入奈何？

岐伯稽首再拜曰：明乎哉问也！此粗之所过，上之所息也，请卒言之。

足太阳之正，别入于腘中，其一道下尻五寸，别入于肛，属于膀胱，散之肾，循膂，当心入散；直者，从膂上出于项，复属于太阳，此为一经也。足少阴之正，至腘中，别走太阳而合，上至肾，当十四椎出属带脉；直者，系舌本，复出于项，合于太阳，此为一合。成以诸阴之别，皆为正也。

足少阳之正，绕髀入毛际，合于厥阴，别者入季胁之间，循胸里属胆，散之上肝，贯心以上挟咽，出颐颌中，散于面，系目系，合少阳于外眦也。足厥阴之正，别跗上，上至毛际，合于少阳，与别俱行，此为二合也。

足阳明之正，上至髀，入于腹里属胃，散之脾，上通于心，上循咽出于口，上颏顺，还系目系，合于阳明也。足太阴之正，上至髀，合于阳明，与别俱行，上结于咽，贯舌中，此为三合也。

手太阳之正，指地，别于肩解，入腋走心，系小肠也。手少阴之正，别入于渊腋两筋之间，属于心，上走喉咙，出于面，合目内眦，此为四合也。

手少阳之正，指天，别于巅，入缺盆，下走三焦，散于胸中也。手心主之正，别下渊腋三寸，入胸中，别属三焦，出循喉咙，出耳后，合少阳完骨之下，此为五合也。

手阳明之正，从手循膺乳，别于肩髃，入柱骨，下走大肠，属于肺，上循喉咙，出缺盆，合于阳明也。手太阴之正，别入渊腋少阴之前，入走肺，散之大肠，上出缺盆，循喉咙，复合阳明，此六合也。

营卫生会第十八

营卫，是指营气和卫气。生会意为生成与会合。本节内容通过对营、卫气生成与运行规律的论述，阐明营气和卫气的生理作用。

黄帝问于岐伯曰：人焉受气？阴阳焉会？何气为营？何气为卫？营安从生？卫于焉会？老壮不同气，阴阳异位，愿闻其会。

岐伯答曰：人受气于谷，谷入于胃，以传与肺，五脏六腑，皆以受气，其清者为营，浊者为卫，营在脉中，卫在脉外，营周不休，五十度而复大会，阴阳相贯，如环无端，卫气行于阴二十五度，行于阳二十五度，分为昼夜，故气至阳而起，至阴而止。

故曰日中而阳陇，为重阳，夜半而阴陇为重阴，故太阴主内，太阳主外，各行二十五度分为昼夜。夜半为阴陇，夜半后而为阳衰，平旦阴尽而阳受气矣。日中而阳陇，日西而阳衰，日入阳尽而阴受气矣。夜半而大会，万民皆卧，命曰合阴，平旦阴尽而阳受气，如是无已，与天地同纪。

黄帝曰：老人之不夜瞑者，何气使然？少壮之人，不昼瞑者，何气使然？

岐伯答曰：壮者之气血盛，其肌肉滑，气道通，营卫之行不失其常，故昼精而夜瞑。老者之气血衰，其肌肉枯，气道涩，五脏之气相博，其营气衰少而卫气内伐，故昼不精，夜不瞑。

黄帝曰：愿闻营卫之所行，皆何道从来？

岐伯答曰：营出中焦，卫出下焦。黄帝曰：愿闻三焦之所出。岐伯答曰：上焦出于胃上口，并咽以上，贯膈，而布胸中，走腋，循太阴之分而行，还至阳明，上至舌，下足阳明，常与营俱行于阳二十五度，行于阴亦二十五度一周也。故五十度而复大会于手太阴矣。

黄帝曰：人有热，饮食下胃，其气未定，汗则出，或出于面，或出于背，或出于身半，其不循卫气之道而出，何也？

岐伯曰：此外伤于风，内开腠理，毛蒸理泄，卫气走之，固不得循其道，此气慓悍滑疾，见开而出，故不得从其道，故命曰漏泄。

黄帝曰：愿闻中焦之所出。

岐伯答曰：中焦亦并胃中，出上焦之后，此所受气者，泌糟粕，蒸津液，化其精微，上注于肺脉乃化而为血，以奉生身，莫贵于此，故独得行于经隧，命曰营气。

黄帝曰：夫血之与气，异名同类。何谓也？岐伯答曰：营卫者，精气也，血者，神气也，故血之与气，异名同类焉。故夺血者无汗，夺汗者无血，故人生有两死而无两生。

黄帝曰：愿闻下焦之所出。

岐伯答曰：下焦者，别回肠，注于膀胱，而渗入焉；故水谷者，常并居于胃中，成糟粕，而俱下于大肠而成下焦，渗而俱下。济泌别汁，循下焦而渗入膀胱焉。

黄帝曰：人饮酒，酒亦入胃，谷未熟，而小便独先下，何也？

岐伯答曰：酒者，熟谷之液也。其气悍以清，故后谷而入，先谷而液出焉。

黄帝曰：善。余闻上焦如雾，中焦如沤，下焦如渎，此之谓也。

五邪第二十

五邪其实就是五种外在恶性力量。根据五行属性，中医认为这五种力量发生在人体不同位置会产生不同结果。而人们就可以根据这些不同变化对症下药，进行预防和调理。

邪在肺，则病皮肤痛，寒热，上气喘，汗出，欬动肩背。取之膺中外喻，背三节五脏之傍，以手疾按之，快然，乃刺之。取之缺盆中以越之。

邪在肝，则两胁中痛，寒中，恶血在内，行善掣节，时脚肿。取之行间，以引胁下，补三里以温胃中，取血脉以散恶血；取耳间青脉，以去其掣。

邪在脾胃，则病肌肉痛，阳气有余，阴气不足，则热中善饥；阳气不足，阴气有余，则寒中肠鸣、腹痛；阴阳俱有余，若俱不足，则有寒有热，皆调于三里。

邪在肾，则病骨痛，阴痹。阴痹者，按之而不得，腹胀，腰痛，大便难，肩背颈项痛，时眩。取之涌泉、昆仑。视有血者，尽取之。

邪在心，则病心痛，喜悲时眩仆；视有余不足而调之其输也。

病本第二十五

本节看似短短的十来句话，却简洁地指出了病症标本，治病的原则。其中有关于逆证、寒证、热证、腹泻、中满、大小便不利、病之有余不足等症状，在治疗时如何根据病症发生的次序，及病情的轻重缓急来确定治疗方法，何时取本，何时取标。

此外，本节内容重点强调中满及大小便不利时，不管是标还是本，必须先治疗的原则。同时，还提到病轻时可采用标本兼治的方法，病势急而重，急则治标，缓则治本。

先病而后逆者，治其本；先逆而后病者，治其本；先寒而后生病者，治其本；先病而后生寒者，治其本；先热而后生病者，治其本。

先泄而后生他病者，治其本，必且调之，乃治其他病。先病而后中满者，治其标；先病后泄者，治其本；先中满而后烦心者，治其本。

有客气，有同气。大小便不利治其标，大小便利，治其本。

病发而有余，本而标之，先治其本，后治其标；病发而不足，标而本之，先治其标，后治其本，谨详察间甚，以意调之，间者并行，甚为独行；先小大便不利而后生他病者，治其本也。

243

决气第三十

决，即分的意思；气，指精、气、津、液、血、脉六种物质。本节主要论述了六气的来源、性质、作用，以及在不足的情况下发生的病理特征。

此说有六气，却由一气所化，即本于先天真元之气，而生于后天水谷之气，也就是一气而辨为六名，所以这部分内容以"决气"命名。

黄帝曰：余闻人有精、气、津、液、血、脉，余意以为一气耳，今乃辨为六名，余不知其所以然。岐伯曰：两神相搏，合而成形，常先身生，是谓精。何谓气？

岐伯曰：上焦开发，宣五谷味，熏肤、充身、泽毛，若雾露之溉，是谓气。

何谓津？

岐伯曰：腠理发泄，汗出溱溱，是谓津。

何谓液？

岐伯曰：谷入气满，淖泽注于骨，骨属屈伸，泄泽补益脑髓，皮肤润泽，是谓液。

何谓血？

岐伯曰：中焦受气，取汁变化而赤，是谓血。

何谓脉？

岐伯曰：壅遏营气，令无所避，是谓脉。

黄帝曰：六气有，有余不足，气之多少，脑髓之虚实，血脉之清浊，何以知之？

岐伯曰：精脱者，耳聋；气脱者，目不明；津脱者，腠理开，汗大泄；液脱者，骨属屈伸不利，色夭，脑髓消，胫痠，耳数鸣；血脱者，色白，夭然不泽，其脉空虚，此其候也。

黄帝曰：六气者，贵贱何如？

岐伯曰：六气者，各有部主也，其贵贱善恶，可为常主，然五谷与胃为大海也。

五乱第三十四

本节内容说明十二经脉之气和四时、五行的变化相应，次序分明，经气和顺，营卫相随。因为经脉营卫之气受到病邪的干扰，会发生逆乱，从而产生疾病。由于扰乱的部位不同，反映的病症亦有区别。对此，文中分述了"五乱"的发病症状和刺治方法。

黄帝曰：经脉十二者，别为五行，分为四时，何失而乱？何得而治？

岐伯曰：五行有序，四时有分，相顺则治，相逆则乱。

黄帝曰：何谓相顺？

岐伯曰：经脉十二者，以应十二月。十二月者，分为四时。四时者，春秋冬夏，其气各异，营卫相随，阴阳已知，清浊不相干，如是则顺之而治。

黄帝曰：何为逆而乱？

岐伯曰：清气在阴，浊气在阳，营气顺脉，卫气逆行，清浊相干，乱于胸中，是谓大悗。故气乱于心，则烦心密嘿，俛首静伏；乱于肺，则俛仰喘喝，接手以呼；乱于肠胃，是为霍乱；乱于臂胫，则为四厥；乱于头，则为厥逆，头重眩仆。

黄帝曰：五乱者，刺之有道乎？

岐伯曰：有道以来，有道以去，审知其道，是谓身宝。

黄帝曰：善。愿闻其道。

岐伯曰：气在于心者，取之手少阴心主之俞；气在于肺者，取之手太阴荥，足少阴俞，气在于肠胃者，取之足太阴阳明，不下者，取之三里，气在于头者，取之天柱大杼，不知，取足太阳荥俞；气在于臂足，取之先去血脉，后取其阳明少阳之荥俞。

黄帝曰：补泻奈何？

岐伯曰：徐入徐出，谓之导气。补泻无形，谓之同精。是非有余不足也，乱气之相逆也。黄帝曰：允乎哉道，明乎哉论，请着之玉版，命曰治乱也。

五变第四十六

本节内容论述了不同体质和发病的关系。因为人的皮肤、肌肉、腠理、骨骼、五脏等坚固和脆弱的差异，易发疾病亦会不同。然后，文中以风、痹、消瘅、寒热、积聚五种疾病为例，说明其各自的发病机理和诊候方法。

黄帝问于少俞曰：余闻百疾之始期也，必生于风雨寒暑，循毫毛而入腠理，或复还，或留止，或为风肿汗出，或为消瘅，或为寒热，或为留痹，或为积聚。奇邪淫溢，不可胜数，愿闻其故。夫同时得病，或病此，或病彼；意者天之为人生风乎，何其异也？

少俞曰：夫天之生风者，非以私百姓也，其行公平正直，犯者得之，避者得无殆，非求人而人自犯之。

黄帝曰：一时遇风，同时得病，其病各异，愿闻其故。

少俞曰：善乎其问！请论以比匠人。匠人磨斧斤，砺刀削断材木。木之阴阳，尚有坚脆，坚者不入，脆者皮弛，至其交节，而缺斤斧焉。夫一木之中，坚脆不同，坚者则刚，脆者易伤，况其材木之不同，皮之厚薄，汁之多少，而各异耶。夫木之蚤花先生叶者，遇春霜烈风，则花落而叶萎；久曝大旱，则脆木薄皮者，枝条汁少而叶萎；久阴淫雨，则薄皮多汁者，皮漉而溃；卒风暴起，则刚脆之木，根摇而叶落。凡此五者，各有所伤，况于人乎！

黄帝曰：以人应木，奈何？

少俞答曰：木之所伤也，皆伤其枝。枝之刚脆而坚，未成伤也。人之有常病也，亦因其骨节皮肤腠理之不坚固者，邪之所舍也，故常为病也。

黄帝曰：人之善病风厥漉汗者，何以候之？

少俞答曰：内不坚，腠理疏，则善病风。黄帝曰：何以候肉之不坚也？少俞答曰：䐃肉不坚，而无分理。理者麤理，麤理而皮不致者，腠理疏。此言其浑然者。

黄帝曰：人之善病消瘅者，何以候之？

少俞答曰：五脏皆柔弱者，善病消瘅。黄帝曰：何以知五脏之柔弱也？少俞答曰：夫柔弱者，必有刚强，刚强多怒，柔者易伤也。黄帝曰：何以候柔弱之与刚强？少俞答曰：此人薄皮肤，而目坚固以深者，长冲直肠，其心刚，刚则多怒，怒则气上逆，胸中蓄积，血气逆留，髋皮充肌，血脉不行，转而为热，热则消肌肤，故为消瘅。此言其人暴刚而肌肉弱者也。

黄帝曰：人之善病寒热者，何以候之？

少俞答曰：小骨弱肉者，善病寒热。黄帝曰：何以候骨之小大，肉之坚脆，色之不一也？少俞答曰：颧骨者，骨之本也。颧大则骨大，颧小则骨小。皮肤薄而其肉无（月囷），其臂懦懦然，其地色殆然，不与其天同色，污然独异，此其候也。然后臂薄者，其髓不满，故善病寒热也。

黄帝曰：何以候人之善病痹者？

247

少俞答曰：麤理而肉不坚者，善病痹。

黄帝曰：痹之高下有处乎？

少俞答曰：欲知其高下者，各视其部。

黄帝曰：人之善病肠中积聚者，何以候之？

少俞答曰：皮肤薄而不泽，肉不坚而淖泽。如此，则肠胃恶，恶则邪气留止，积聚乃伤脾胃之间，寒温不次，邪气稍至。蓄积留止，大聚乃起。

黄帝曰：余闻病形，已知之矣！愿闻其时。

少俞答曰：先立其年，以知其时。时高则起，时下则殆，虽不陷下，当年有冲道，其病必起，是谓因形而生病，五变之纪也。

五色第四十九

本节分别阐述了颜面部位的名称、脏腑肢节在颜面的望色部位及察色要点、五色主病，通过望色可以判断疾病的性质、部位、间甚、转归及生死预后。

雷公问于黄帝曰：五色独决于明堂乎？小子未知其所谓也。

黄帝曰：明堂者，鼻也；阙者，眉间也；庭者，颜也；蕃者，颊侧也；蔽者，耳门也。其间欲方大，去之十步，皆见于外，如是者寿，必中百岁。

雷公曰：五言之辨，奈何？

黄帝曰：明堂骨高以起，平以直，五脏次于中央，六腑挟其两侧，首面上于阙庭，王宫在于下极，五脏安于胸中，真色以致，病色不见，明堂润泽以清，五官恶得无辨乎？

雷公曰：其不辨者，可得闻乎？

黄帝曰：五色之见也，各出其色部。部骨陷者，必不免于病矣。

其色部乘袭者，虽病甚，不死矣。

雷公曰：官五色奈何？

黄帝曰：青黑为痛，黄赤为热，白为寒，是谓五官。

雷公曰：病之益甚，与其方衰，如何？

黄帝曰：外内皆在焉。切其脉口，滑小紧以沉者，病益甚，在中；人迎气大紧以浮者，其病益甚，在外。其脉口浮滑者，病日进；人迎沉而滑者，病日损。其脉口滑以沉者，病日进，在内；其人迎脉滑盛以浮者，其病日进，在外。脉之浮沉及人迎与寸口气小大等者，病难已；病之在藏，沉而大者，易已，小为逆；病在府，浮而大者，其病易已。人迎盛坚者，伤于寒，气口盛坚者，伤于食。

雷公曰：以色言食之间甚，奈何？

黄帝曰：其色麤以明，沉夭者为甚，其色上行者，病益甚；其色下行，如云彻散者，病方已。五色各有脏部，有外部有内部也。色从外部走内部者，其病从外走内；其色从内走外者，其病从内走外。病生于内者，先治其阴，后治其阳，反者益甚。其病生于阳者，先治其外，后治其内，反者益甚。其脉滑大，以代而长者，病从外来，目有所见，志有所恶，此阳气之并也，可变而已。

雷公曰：小子闻风者，百病之始也；厥逆者，寒湿之起也，别之奈何？

黄帝曰：常候阙中，薄泽为风，冲浊为痹。在地为厥。此其常也；各以其色言其病。

雷公曰：人不病卒死，何以知之？

黄帝曰：大气入于脏腑者，不病而卒死矣。雷公曰：病小愈而卒死者，何以知之？

黄帝曰：赤色出两颧，大如拇指者，病虽小愈，必卒死。黑色出于庭，大如拇指，必不病而卒死。

雷公再拜曰：善哉！其死有期乎？

黄帝曰：察色以言其时。雷公曰：善乎！愿卒闻之。

黄帝曰：庭者，首面也；阙上者，咽喉也；阙中者，肺也；下极者，心也；直下者，肝也；肝左者，胆也；下者，脾也；方上者，胃也；中央者，大肠也；挟大肠者，肾也；当肾者，脐也；面王以上者，小肠也，面王以下者，膀胱子处也；颧者，肩也；颧后者，臂也；臂下者，手也；目内眦上者，膺乳也；挟绳而上者，背也；循牙车以下者，股也；中央者，膝也；膝以下者，胫也；当胫以下者，足也；巨分者，股里也；巨屈者，膝膑也。此五脏六腑肢节之部也，各有部分。有部分，用阴和阳，用阳和阴，当明部分，万举万当。能别左右，是谓大道；男女异位，故曰阴阳。审察泽夭，谓之良工。

沉浊为内，浮泽为外。黄赤为风，青黑为痛，白为寒，黄而膏润为脓，赤甚者为血痛，甚为挛，寒甚为皮不仁。五色各见其部，察其浮沉，以知浅深；察其泽夭，以观成败；察其散搏，以知远近；视色上下，以知病处；积神于心，以知往今。故相气不微，不知是非，属意勿去，乃知新故。色明不麤，沉夭为甚，不明不泽，其病不甚。其色散，驹驹然，未有聚；其病散而气痛，聚未成也。

肾乘心，心先病，肾为应，色皆如是。

男子色在于面王，为小腹痛；下为卵痛；其圜直为茎痛，高为本，下为首，狐疝（疒贵）阴之属也。女子在于面王，为膀胱子处之病，散为痛，搏为聚，方员左右，各如其色形。其随而下至胝，为淫，有润如膏状，为暴食不洁。

左为左，右为右。其色有邪，聚散而不端，面色所指者也。色者，青黑赤白黄，皆端满有别乡。别乡赤者，其色赤，大如榆荚，在面王为不日。其色上锐，首空上向，下锐下向，在左右如法。以五色命脏，青为肝，赤为心，白为肺，黄为脾，黑为肾。肝合筋，心合脉，肺合

250

皮，脾合肉，肾合骨也。

贼风第五十八

贼风，指四季气候异常所形成的邪气，也称外邪。本节内容主要讨论外邪侵袭人体所发生的疾病，所以称其为"贼风"。

黄帝曰：夫子言贼风邪气伤人也，令人病焉，今有其不离屏蔽，不出室穴之中，卒然病者，非不离贼风邪气，其故何也？

岐伯曰：此皆尝有所伤于湿气，藏于血脉之中，分肉之间，久留而不去。若有所堕坠，恶血在内而不去，卒然喜怒不节，饮食不适，寒温不时，腠理闭而不通。其开而遇风寒，则血气凝结，与故邪相袭，则为寒痹。其有热则汗出，汗出则受风，虽不遇贼风邪气，必有因加而发焉。

黄帝曰：今夫子之所言者，皆病人之所自知也。其毋所遇邪气，又毋怵惕之所志，卒然而病者，其故何也？唯有因鬼神之事乎？

岐伯曰：此亦有故邪留而未发，因而志有所恶，及有所慕，血气内乱，两气相搏。其所从来者微，视之不见，听而不闻，故似鬼神。

黄帝曰：其祝而已者，其故何也？

岐伯曰：先巫者，因知百病之胜，先知其病之所从生者，可祝而已也。

卫气失常第五十九

本节内容概括说明卫气失常后产生的病变和针刺治法，指出在诊断皮、肉、气血、筋、骨等病变时要注意体征的变化，指出脂、膏、肉三种不同体质人的气血多少的差异与体形之不同。

251

黄帝曰：卫气之留于腹中，搐积不行，菀蕴不得常所，使人支胁胃中满，喘呼逆息者，何以去之？

伯高曰：其气积于胸中者，上取之，积于腹中者，下取之，上下皆满者，旁取之。

黄帝曰：取之奈何？

伯高对曰：积于上，泻人迎、天突、喉中；积于下者，泻三里与气街；上下皆满者，上下取之，与季胁之下一寸；重者，鸡足取之。诊视其脉大而弦急，及绝不至者，及腹皮急甚者，不可刺也。黄帝曰：善。

黄帝问于伯高曰：何以知皮肉气血筋骨之病也？

伯高曰：色起两眉薄泽者，病在皮；唇色青黄赤白黑者，病在肌肉；营气濡然者，病在血气；目色青黄赤白黑者，病在筋；耳焦枯受尘垢，病在骨。

黄帝曰：病形何如，取之奈何？伯高曰：夫百病变化，不可胜数，然皮有部，肉有桂，血气有输，骨有属。

黄帝曰：愿闻其故。

伯高曰：皮之部，输于四末；肉之柱，有臂胫诸阳分肉之间，与足少阴分间；血气之输，输于诸络，气血留居，则盛而起，筋部无阴无阳，无左无右，候病所在；骨之属者，骨空之所以受益而益脑者也。

黄帝曰：取之奈何？

伯高曰：夫病变化，浮沉深浅，不可胜究，各在其处，病间者浅之，甚者深之，间者小之，甚者众之，随变而调气，故曰上工。

黄帝问于伯高曰：人之肥瘦大小温寒，有老壮少小，别之奈何？

伯高对曰：人年五十已上为老，二十已上为壮，十八已上为少，六岁已上为小。

黄帝曰：何以度知其肥瘦？

伯高曰：人有肥、有膏、有肉。黄帝曰：别此奈何？

伯高曰：䐃肉坚，皮满者，肥。䐃肉不坚，皮缓者，膏。皮肉不相离者，肉。

黄帝曰：身之寒温何如？

伯高：膏者，其肉淖而粗理者，身寒，细理者，身热。脂者，其肉坚，细理者热，粗理者寒。

黄帝曰：其肥瘦大小奈何？伯高曰：膏者，多气而皮纵缓，故能纵腹垂腴。肉者，身体容大。脂者，其身收小。

黄帝曰：三者之气血多少何如？

伯高曰：膏者，多气，多气者，热，热者耐寒。肉者，多血则充形，充形则平。脂者，其血清，气滑少，故不能大。此别于众人者也。

黄帝曰：众人奈何？

伯高曰：众人皮肉脂膏，不能相加也，血与气，不能相多，故其形不小不大，各自称其身，命曰众人。

黄帝曰：善。治之奈何？

伯高曰：必先别其三形，血之多少，气之清浊，而后调之，治无失常经。是故膏人纵腹垂腴，肉人者，上下容大，脂人者，虽脂不能大者。

百病始生第六十六

本节内容首先论述了百病发生的原因，即有外来因素和精神两种致病因素，而最根本的因素是人体正气的不足，提出了"两虚相得，乃客其形"的论点。然后指出外感致病因素、致病的传变次序以及由表传里的各种病变，说明精神因素和饮食因素等影响内脏的发病情况，并提出对内外三部发病的治疗原则，特别是"毋逆天时"的治则。

黄帝问于岐伯曰：夫百病之始生也，皆于风雨寒暑，清湿喜怒，喜怒不节则伤脏，风雨则伤上，清湿则伤下。三部之气所伤异类，愿闻其会。

岐伯曰：三部之气各不同或起于阴或起于阳请言其方，喜怒不节则伤脏，脏伤则病起于阴也，清湿袭虚，则病起于下，风雨袭虚，则病起于上，是谓三部，至于其淫泆，不可胜数。

黄帝曰：余固不能数，故问先师愿卒闻其道。

岐伯曰：风雨寒热不得虚，邪不能独伤人。卒然逢疾风暴雨而不病者，盖无虚，故邪不能独伤人。此必因虚邪之风，与其身形，两虚相得，乃客其形。两实相逢，众人肉坚，其中于虚邪也因于天时，与其身形，参以虚实，大病乃成，气有定舍，因处为名，上下中外，分为三员。

是故虚邪之中人也，始于皮肤，皮肤缓则腠理开，开则邪从毛发入，入则抵深，深则毛发立，毛发立则淅然，故皮肤痛。留而不去，则传舍于络脉，在络之时，痛于肌肉，故痛之时息，大经代去，留而不去，传舍于经，在经之时，洒淅喜惊。留而不去，传舍于俞，在俞之时，六经不通四肢，则肢节痛，腰脊乃强，留而不去，传舍于伏冲之脉，在伏冲之时体重身痛，留而不去，传舍于肠胃，在肠肾之时，贲响腹胀，多寒则肠鸣飧泄，食不化，多热则溏出糜。留而不去，传舍于肠胃之外，募原之间，留着于脉，稽留而不去，息而成积，或着孙脉，或着络脉，或着经脉，或着俞脉，或着于伏冲之脉，或着于膂筋，或着于肠胃之募原，上连于缓筋，邪气淫泆，不可胜论。

黄帝曰：愿尽闻其所由然。岐伯曰：其着孙络之脉而成积者，其积往来上下，臂小孙络之居也，浮而缓，不能句积而止之，故往来移行肠胃之间，水凑渗注灌，濯濯有音，有寒则（月真）（月真）满雷引，故时切痛，其着于阳明之经则挟脐而居，饱食则益大，饥则益小。

其着于缓筋也，似阳明之积，饱食则痛，饥则安。其着于肠胃之募原也，痛而外连于缓筋，饱食则安，饥则痛。其着于伏冲之脉者，揣之应手而动，发手则热气下于两股，如汤沃之状。其着于膂筋，在肠后者饥则积见，饱则积不见，按之不得。其着于输之脉者，闭塞不通，津液不下，孔窍干壅，此邪气之从外入内，从上下也。

黄帝曰：积之始生，至其已成，奈何？

岐伯曰：积之始生，得寒乃生，厥乃成积也。

黄帝曰：其成积奈何？

岐伯曰：厥气生足悗，悗生胫寒，胫寒则血脉凝涩，血脉凝涩则寒气上入于肠胃，入于肠胃则（月真）胀，（月真）胀则肠外之汁沫迫聚不得散，日以成积。卒然多食饮，则肠满，起居不节，用力过度，则络脉伤，阳络伤则血外溢，血外溢则衄血，阴络伤则血内溢，血内溢则后血。肠胃之络伤则血溢于肠外，肠外有寒，汁沫与血相搏，则并合凝聚不得散，而积成矣。卒然中外于寒，若内伤于忧怒，则气上逆，气上逆则六俞不通，温气不行，凝血蕴里而不散，津液涩渗，着而不去，而积皆成矣。

黄帝曰：其生于阴者，奈何？

岐伯曰：忧思伤心，重寒伤肺，忿怒伤肝，醉以入房，汗出当风伤脾，用力过度，若入房汗出，浴则伤肾，此内外三部之所生病者也。

黄帝曰：善治之奈何？

岐伯答曰：察其所痛，以知其应，有余不足，当补则补，当泻则泻，毋逆天时，是谓至治。

通天第七十二

天，指先天禀赋。因为本节内容主要论述了人体素质的阴阳气血偏多偏少之分，而这种差异又都是因为先天禀赋不同而产生的，所以以"通天"为篇名。

黄帝问于少师曰：余尝闻人有阴阳，何谓阴人？何谓阳人？

少师曰：天地之间，六合之内，不离于五，人亦应之，非徒一阴一阳而已也，而略言耳，口弗能遍明也。

黄帝曰：愿略闻其意，有贤人圣人，心能备而行之乎？

少师曰：盖有太阴之人，少阴之人，太阳之人，少阳之人，阴阳和平之人。凡五人者，其态不同，其筋骨气血各不等。

黄帝曰：其不等者，可得闻乎？

少师曰：太阴之人，贪而不仁，下齐湛湛，好内而恶出，心和而不发，不务于时，动而后之，此太阴之人也。

少阴之人，小贪而贼心，见人有亡，常若有得，好伤好害，见人有荣，乃反愠怒，心疾而无恩，此少阴之人也。

太阳之人，居处于于，好言大事，无能而虚说，志发乎四野，举措不顾是非，为事如常自用，事虽败，而常无悔，此太阳之人也。

少阳之人，諟谛好自责，有小小官，则高自宜，好为外交，而不内附，此少阳之人也。

阴阳和平之人，居处安静，无为惧惧，无为欣欣，婉然从物，或与不争，与时变化，尊则谦谦，谭而不治，是谓至治。

古之善用针艾者，视人五态，乃治之。盛者泻之，虚者补之。

黄帝曰：治人之五态奈何？

少师曰：太阴之人，多阴而无阳，其阴血浊，其卫气涩，阴阳不和，缓筋而厚皮，不之疾泻，不能移之。

少阴之人，多阴少阳，小胃而大肠，六腑不调，其阳明脉小，而太阳脉大，必审调之，其血易脱，其气易败也。

太阳之人，多阳而少阴，必谨调之，无脱其阴，而泻其阳。阳重脱者易狂，阴阳皆脱者，暴死，不知人也。

少阳之人，多阳少阴，经小而络大，血在中而气外，实阴而虚阳。独泻其络脉，则强气脱而疾，中气不足，病不起也。

阴阳和平之人，其阴阳之气和，血脉调，谨诊其阴阳，视其邪正，安容仪，审有余不足，盛则泻之，虚则补之，不盛不虚，以经取之，此所以调阴阳，别五态之人者也。

黄帝曰：夫五态之人者，相与毋故，卒然新会，未知其行也，何以别之？

少师答曰：众人之属，不知五态之人者，故五五二十五人，而五态之人不与焉。五态之人，尤不合于众者也。

黄帝曰：别五态之人，奈何？

少师曰：太阴之人，其状黮黮然黑色，念然下意，临临然长大，腘然未偻，此太阴之人也。

少阴之人，其状清然窃然，固以阴贼，立而躁崄，行而似伏，此少阴之人也。

太阳之人，其状轩轩储储，反身折腘，此太阳之人也。

少阳之人，其状立则好仰，行则好摇，其两臂两肘，则常出于背，此少阳之人也。

阴阳和平之人，其状委委然，随随然，颙颙然，愉愉然，（目旋）（目旋）然，豆豆然，众人皆曰君子，此阴阳和平之人也。

九宫八风第七十七

九宫，指四方、四隅、中央九个方位；八风，指八方之风。本节内容根据九宫的方位，讨论了八方气候变化的情况及对人体的影响，并提出回避风邪，预防疾病的重要性，因此以"九宫八风"为篇名。

太一常以冬至之日，居叶蛰之宫四十六日，明日居天留四十六日，明日居仓门四十六日，明日居阴洛四十五日，明日居天宫四十六日，明日居玄委四十六日，明日居仓果四十六日，明日居新洛四十五日，明日复居叶蛰之宫，曰冬至矣。

太一日游，以冬至之日，居叶蛰之宫，数所在日，从一处至九日，复返于一。常如是无已，终而复始。

太一移日，天必应之以风雨，以其日风雨则吉，岁美民安少病矣。先之则多雨，后之则多汗。太一在冬至之日有变，占在君；太一在春分之日有变，占在相；太一在中宫之日有变，占在吏；太一在秋分之日有变，占在将；太一在夏至之日有变，占在百姓。所谓有变者，太一居五宫之日，病风折树木，扬沙石，各以其所主，占贵贱。因视风所从来而占之，风从其所居之乡来为实风，主生，长养万物；从其冲后来为虚风，伤人者也，主杀，主害者。谨候虚风而避之，故圣人日避虚邪之道，如避矢石然，邪弗能害，此之谓也。

是故太一入徙立于中宫，乃朝八风，以占吉凶也。风从南方来，名曰大弱风，其伤人也，内舍于心，外在于脉，气主热。风从西南方来，名曰谋风，其伤人也，内舍于脾，外在于肌，其气主为弱。风从西方来，名曰刚风，其伤人也，内舍于肺，外在于皮肤，其气主为燥。风从西北方来，名曰折风，其伤人也，内舍于小肠，外在于手太阳脉，脉绝则溢，脉闭则结不通，善暴死。风从北方来，名曰大刚风，其伤人也，内舍于肾，外在于骨与肩背之膂筋，其气主为寒也。风从东北方来，名曰凶风，其伤人也，内舍于大肠，外在于两胁腋骨下及肢节。风从东方来，名曰婴兀风，其伤人也，内舍于肝，外在于筋纽，其气主为身湿。风从东南方来，名曰弱风，其伤人也，内舍于胃，外在肌肉，其气主体重。此八风皆从其虚之乡来，乃能病人。三虚相搏，则为暴病卒死。两实一虚，病则为淋露寒热。犯其两湿之地，则为痿。

258

故圣人避风，如避矢石焉。其有三虚而偏中于邪风，则为仆偏枯矣。

岁露论第七十九

岁露，指一年之内风雨的情况。本节内容主要论讨了天文气象变化对人体生理、病理所产生的影响，因此命名为"岁露论"。

黄帝问于岐伯曰：经言夏日伤暑，秋病疟，疟之发以时，其故何也？

岐伯对曰：邪客于风府，病循膂而下，卫气一日一夜，常大会于风府，其明日日下一节，故其日作晏，此其先客于脊背也。故每至于风府则腠理开，腠理开则邪气入，邪气入则病作，此所以日作尚晏也。卫气之行风府，日下一节，二十一日下至尾底，二十二日入脊内，注于伏冲之脉，其行九日，出于缺盆之中，其气上行，故其病稍益至。其内搏于五脏，横连募原，其道远，其气深，其行迟，不能日作，故次日乃蓄积而作焉。

黄帝曰：卫气每至于风府，腠理乃发，发则邪入焉。其卫气日下一节，则不当风府，奈何？

岐伯曰：风府无常，卫气之所应，必开其腠理，气之所舍节，则其府也。

黄帝曰：善。夫风之与疟也，相与同类，而风常在，而疟特以时休，何也？

岐伯曰：风气留其处，疟气随经络，沉以内搏，故卫气应，乃作也。

帝曰：善。

黄帝问于少师曰：余闻四时八风之中人也，故有寒暑，寒则皮肤急而腠理闭；暑则皮肤缓而腠理开。贼风邪气，因得以入乎？将必须

259

八正虚邪，乃能伤人乎？

少师答曰：不然。贼风邪气之中人也，不得以时，然必因其开也，其入深，其内极病，其病人也，卒暴。因其闭也，其入浅以留，其病也，徐以迟。

黄帝曰：有寒温和适，腠理不开，然有卒病者，其故何也？

少师答曰：帝弗知邪入乎。虽平居其腠理开闭缓急，其故常有时也。

黄帝曰：可得闻乎？

少师曰：人与天地相参也，与日月相应也。故月满则海水西盛，人血气积，肌肉充，皮肤致，毛发坚，腠理郄，烟垢着，当是之时，虽遇贼风，其入浅不深。至其月郭空，则海水东盛，人气血虚，其卫气去，形独居，肌肉减，皮肤纵，腠理开，毛发残，胶理薄，烟垢落，当是之时，遇贼风则其入深，其病人也，卒暴。

黄帝曰：其有卒然暴死暴病者，何也？

少师答曰：三虚者，其死暴疾也；得三实者邪不能伤人也。

黄帝曰：愿闻三虚。

少师曰：乘年之衰，逢月之空，失时之和，因为贼风所伤，是谓三虚。故论不知三虚，工反为粗。

帝曰：愿闻三实。

少师曰：逢年之盛，遇月之满，得时之和，虽有贼风邪气，不能危之也。

黄帝曰：善乎哉论！明乎哉道！请藏之金匮，命曰三实。然，此一夫之论也。

黄帝曰：愿闻岁之所以皆同病者，何因而然？

少师曰：此八正之候也。黄帝曰：候之奈何？少师曰：候此者，常以冬至之日，太一立于叶蛰之宫，其至也，天必应之以风雨者矣。

260

风雨从南方来者，为虚风，贼伤人者也。其以夜半至也，万民皆卧而弗犯也，故其岁民少病。其以昼至者，万民懈惰而皆中于虚风，故万民多病。虚邪入客于骨而不发于外，至其立春，阳气大发，腠理开，因立春之日，风从西方来，万民又皆中于虚风，此两邪相搏，经气结代者矣。故诸逢其风而遇其雨者，命曰遇岁露焉，因岁之和，而少贼风者，民少病而少死。岁多贼风邪气，寒温不和，则民多病而死矣。

黄帝曰：虚邪之风，其所伤贵贱何如，候之奈何？

少师答曰：正月朔日，太一居天留之宫，其日西北风，不雨，人多死矣。正月朔日，平旦北风，春，民多死。正月朔日，平旦北风行，民病多者，十有三也。正月朔日，日中北风，夏，民多死。正月朔日，夕时北风，秋，民多死。终日北风，大病死者十有六。正月朔日，风从南方来，命曰旱乡；从西方来，命曰白骨，将国有殃，人多死亡。正月朔日，风从东方来，发屋，扬沙石，国有大灾也。正月朔日，风从东南方行，春有死亡。正月朔日，天和温不风粜贱，民不病；天寒而风，粜贵，民多病。此所谓候岁之风，残伤人者也。二月丑不风，民多心腹病；三月戌不温，民多寒热；四月已不暑，民多瘅病；十月申不寒，民多暴死。诸所谓风者，皆发屋，折树木，扬沙石起毫毛，发腠理者也。